Susanne Waldmann

Krankheitslehre

Gynäkologie
und **Geburtshilfe**

Meinen Eltern

Susanne Waldmann

Krankheitslehre
Gynäkologie
und Geburtshilfe

Prüfungswissen für Pflegeberufe

Gustav Fischer Verlag
Lübeck · Stuttgart · Jena · Ulm

Zuschriften und Kritiken an:
Gustav Fischer Verlag, Lektorat Pflege, Königstraße 10, D-23552 Lübeck

Warenzeichen bzw. geschützte Namen (z.B. bei Pharmapräparaten) wurden nicht besonders gekennzeichnet.

Wichtiger Hinweis

Die Erkenntnisse der Medizin unterliegen laufendem Wandel durch Forschung und klinische Erfahrungen. Die Autorin dieses Werkes hat große Sorgfalt darauf verwendet, daß die gemachten (therapeutischen) Angaben – insbesondere hinsichtlich Indikation, Dosierung und unerwünschten Wirkungen – dem derzeitigen Wissensstand entsprechen. Das entbindet den Benutzer aber nicht von der Verpflichtung, anhand der Beipackzettel zu verschreibender Präparate zu überprüfen, ob die dort gemachten Angaben von denen in diesem Buch abweichen, und seine Verordnung in eigener Verantwortung zu bestimmen.

Die Deutsche Bibliothek – CIP-Einheitsaufnahme

Waldmann, Susanne:
Krankheitslehre Gynäkologie und Geburtshilfe :
Prüfungswissen für Pflegeberufe / Susanne Waldmann. –
1. Aufl. – Lübeck ▪ Stuttgart ▪ Jena ▪ Ulm: G. Fischer, 1996
(Graue Reihe)
ISBN 3-437-45010-7

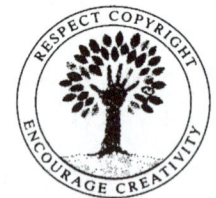

Satz: SRP GmbH, Lübeck
Lektorat: Ulrike Hartmann, Sabine Walden, Heidrun Kneer, Lübeck
Layout & Gestaltung: Tanja Lange, Lübeck; Michael Gneiting, Lübeck
Grafik: Susanne Adler, Lübeck; Gerda Raichle, Ulm
Umschlag: Werner Spieß, SRP GmbH Ulm
Titelfoto: John Fortunato/Tony Stone Bilderwelten, München
Druck: Druckhaus Schwaben, Heilbronn

Vorwort

Während der Vorbereitung auf das Krankenpflegeexamen stehen alle Prüfungskandidaten unter einem enormen Zeit- und Erfolgsdruck. In kurzer Zeit müssen große Stoffmengen in zahlreichen Fächern bewältigt werden. Die Lernenden geraten schnell in die Gefahr, den Überblick zu verlieren und klinisch relevante Fakten nicht mehr ausreichend scharf von Detail- und Spezialistenwissen zu differenzieren. Andererseits sind sie versucht, vermeintlich »kleine« Fächer wie die Frauenheilkunde und Geburtshilfe nur oberflächlich und ausschnitthaft zu lernen, um Zeit für die »großen« Fächer zu sparen. In dieser Situation soll das vorliegende Buch einen Ausweg bieten: In seinem Konzept legt es die Betonung auf klinisch wichtige Zusammenhänge und geht besonders auf die prüfungsrelevanten Themen ein. Es ist streng am Gegenstandskatalog für das Pflegeexamen orientiert, ohne jedoch dabei Fakten auszulassen, die vom Anforderungskatalog nur gestreift werden, im klinischen Alltag aber eine große Rolle spielen.

Das vorliegende Buch kann und will kein »großes« Lehrbuch ersetzen: Die Leser sollen hiermit ausdrücklich aufgefordert sein, weitergehende Literatur zu studieren, ohne diese aber dank des neuen Buches kurz vor der Prüfung durcharbeiten zu müssen.

Mein besonderer Dank gilt meinem Freund Steffen, der mich in den anspruchsvollen Arbeitswochen liebevoll unterstützt hat.

Für die hilfreichen Anregungen und die intensive Betreuung seitens des Gustav Fischer Verlages danke ich Frau Dr. Martina Steinröder, Frau Dr. Sabine Walden und Frau Ulrike Hartmann.

Frau Tanja Lange, Herrn Michael Gneiting, Herrn Martin Polzer und Herrn Axel Burgemeister von SRP GmbH Lübeck danke ich für die Gestaltung des Buches.

Nicht vergessen möchte ich Herrn Dr. Kay Goerke, der mir in schwierigen Situationen mit fachlichem Rat zur Seite stand.

Ich hoffe, daß das vorliegende Buch allen Krankenpflegeschülern und -schülerinnen eine gute Hilfe im Unterricht und zur Prüfungsvorbereitung bieten wird und wünsche allen Examenskandidaten für die Prüfung und den weiteren Berufsweg alles Gute.

Susanne Waldmann   Marburg, im Frühjahr 1996

Wegweiser

Warum Sie mit diesem Buch effektiv lernen können

Alle Bände aus der Grauen Reihe werden speziell für die Vorbereitung auf das Krankenpflegeexamen erstellt. Die Auswahl der Themen richtet sich nach der Ausbildungs- und Prüfungsverordnung für Krankenpflegeberufe. Neben der kurzen und übersichtlichen Darstellung des jeweiligen Faches haben wir gezielte Hilfen für das Lernen und Wiederholen erarbeitet:

- Die Sprache des Textes ist klar und leicht verständlich.
- Kurze Sätze und Stichworte in der Randleiste wiederholen wichtige Fakten und Definitionen aus dem Text.
- Zahlreiche Abbildungen erhöhen die Anschaulichkeit und das Verständnis von schwierigen Zusammenhängen.
- Übungsfragen am Ende der Abschnitte helfen Ihnen, das Verständnis des Gelesenen zu überprüfen.
  Die Antworten auf die Fragen finden Sie anhand der Ziffern (z.B. ❼) im Text.
- Im Examen häufig geprüfte Themen sind besonders gekennzeichnet.
- Hinweise auf pflegerische Handlungen und Beobachtungen stellen die Verbindung von der Krankheitslehre zur Pflegepraxis her.
- Wiederkehrende Symbole erleichtern die Orientierung im Text.

Die Symbole und ihre Bedeutung

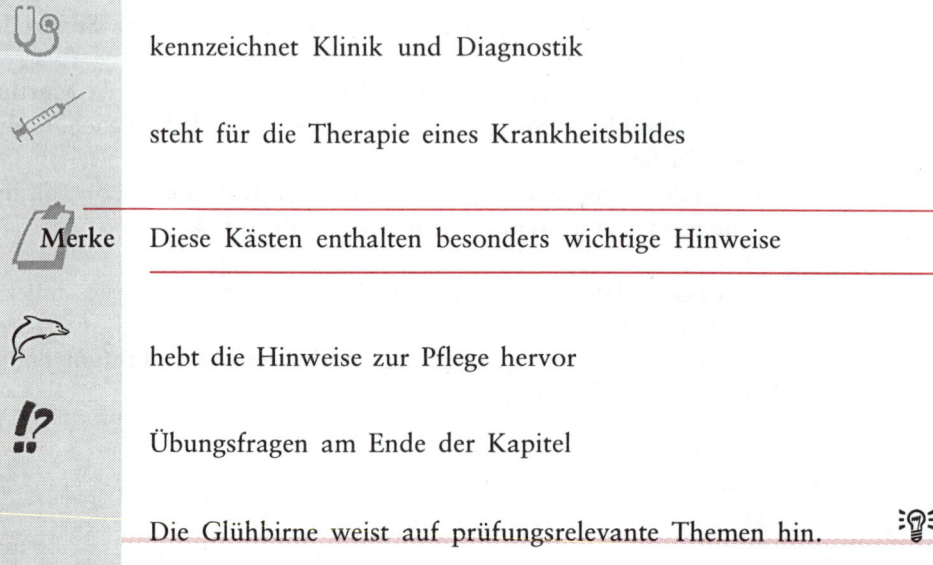

kennzeichnet Klinik und Diagnostik

steht für die Therapie eines Krankheitsbildes

Merke   Diese Kästen enthalten besonders wichtige Hinweise

hebt die Hinweise zur Pflege hervor

Übungsfragen am Ende der Kapitel

Die Glühbirne weist auf prüfungsrelevante Themen hin.

Das Lektorat Pflege wünscht allen zukünftigen Krankenschwestern und -pflegern viel Spaß und Erfolg beim Lernen mit der Grauen Reihe.

Abkürzungsverzeichnis

®	Handelsname
☞	Siehe (Verweis)
↑	Hoch, erhöht
↓	Tief, erniedrigt
→	Daraus folgt
A.	Arterie
AFP	α-Fetoprotein
AIDS	Aquired Immuno Deficiency Syndrom
BZ	Blutzucker
Ca	Karzinom
CCC	Cervix-Corpus-Cürettage
CEA	Carcino-Embryonales Antigen
CIN	Cervicale Intraepitheliale Neoplasie
CO_2	Kohlendioxid
CRP	C-Reaktives Protein
CT	Computertomogramm
CTG	Cardiotokogramm
E_3	Östriol
EGT	Errechneter Geburtstermin
EKG	Elektrokardiogramm
EPH	Edema (Ödeme), Proteinurie, Hypertonie
FSH	Follikelstimulierendes Hormon
GnRH	Gonadotropin-Releasing-Hormon
HAH	Häm-Agglutinations-Hemmtest
Hb	Hämoglobin
HBsAg	Hepatitis B surface (Oberflächen-) Antigen
HCG	Humanes Chorion-Gonadotropin
HELLP	Hämolyse, Elevated Liver enzymes (erhöhte Leberwerte), Low Platelets (Thrombozytopenie)
HIV	Human Immunodeficiency Virus
HPV	Human Papilloma Virus
IgG	Immunglobuline der Klasse G
IVF	In-vitro-Fertilisation
IUP	Intrauterinpessar
LGA	Large for Gestation Age
LH	Luteinisierendes Hormon
LJ	Lebensjahr
M.	Musculus oder Morbus
N.	Nervus
NMR	Nuclear Magnetic Resonance (Kernspintomographie)
OGGT	Oraler Glukose-Toleranz-Test
p.c.	post conceptionem
Pap	Klassifikation der Zervixzytologie nach PAPANICOLAOU
PDA	Periduralanästhesie
pH	pondus Hydrogenii (Potenz und Maß für Wasserstoffionenkonzentration)
p.m.	post menstruationem
Rö	Röntgen
RDS	Respiratory Distress Syndrome
SGA	Small for Gestation Age
Sono	Sonographie
SSL	Scheitel-Steiß-Länge
SSW	Schwangerschaftswoche
STD	Sexual transmitted disease
Th	Brustwirbel
TNM	Tumor, Nodulus (Lymphknoten), Metastase – Stadieneinteilung maligner Tumoren
TPHA	Treponema-Pallidum-Häm-Agglutinationstest
V.	Vene
V.a.	Verdacht auf
VIN	Vulväre Intraepitheliale Neoplasie
Z.n.	Zustand nach

Inhaltsverzeichnis

1 Gynäkologische Untersuchungsmethoden

Vor jeder gynäkologischen Untersuchung wird die Patientin über den Ablauf der geplanten Untersuchung informiert und aufgefordert, die Harnblase zu entleeren. Aus rechtlichen Gründen sollte immer eine (weibliche) Pflegeperson bei der gynäkologischen Untersuchung anwesend sein.

Patientin informieren, Harnblase entleeren.

1.1 Lagerung

❶ Die Lagerung auf dem Gynäkologischen Stuhl wird als **Steinschnittlagerung** bezeichnet, da früher in dieser Lagerung Blasensteinoperationen durchgeführt wurden.

Die Steinschnittlagerung ist eine Lagerung auf dem Rücken, wobei Hüfte und Knie stark angewinkelt und Oberschenkel leicht nach außen rotiert sind. Dadurch wird die Lendenlordose (physiologische Krümmung der Lendenwirbelsäule nach vorne) beseitigt und die Abwehrspannung der Bauchdecken vermindert.

Steinschnittlagerung beseitigt Lendenlordose, entspannt die Bauchdecke.

Pflege

Die Patientin erst bei Anwesenheit des Arztes auf dem Stuhl korrekt lagern. Wenn sie länger warten muß, ein Handtuch oder Einmaltuch über das Genital legen. Bei der Einnahme der Lagerung auf dem gynäkologischen Stuhl neben die Patientin stellen und sie mit einer Hand von hinten stützen.

1.2 Inspektion

1.2.1 Inspektion und Palpation des Bauches sowie der Leistenregion

Inspektion bedeutet Anschauen. Narben im Bereich des Bauches geben Hinweise auf Operationen, die Beschwerden verursachen können. Vorwölbungen können Zeichen eines Leistenbruches oder sehr großer Tumoren sein.

Palpation bedeutet Abtasten. Entsteht bei der Palpation ein Druckschmerz, z.B. der Eierstöcke, deutet das auf entzündliche Erkrankungen hin. Gleichzeitig werden die Leistenlymphknoten auf Vergrößerungen hin abgetastet.

1.2.2 Inspektion des äußeren Genitales

- Behaarungstyp
- Rötungen
- Schwellungen
- Kratzspuren.

Bei der Inspektion des äußeren Genitales wird der Behaarungstyp beurteilt. So ist bei einem Überschuß an männlichen Geschlechtshormonen ein männliches Behaarungsmuster festzustellen (Hirsutismus). Gleichzeitig wird auf Rötungen, Schwellungen sowie Kratzspuren geachtet, die erste Hinweise auf Entzündungen, Verletzungen oder Lausbefall sein können.

1.3 Spekulumuntersuchung

Entenschnabel-spekulum, Röhren-spekulum oder geteiltes Spekulum, um Scheide und Muttermund beurteilen zu können.

Der Name Spekulum (Spiegel) ist irreführend. Ein **Spekulum** ist ein metallenes röhrenförmiges Instrument, um Einsicht in Körperöffnungen zu bekommen. Für die gynäkologische Untersuchung wird entweder ein **Entenschnabelspekulum**, ein **Röhrenspekulum** oder ein **zweigeteiltes Spekulum** verwendet. Beide Arten sind in verschiedenen Größen vorhanden. Das Entenschnabelspekulum kann nach Einführen in die Scheide so fixiert werden, daß der Arzt beide Hände frei hat. Beim geteilten Spekulum benötigt er z.B. bei einem Abstrich direkte Assistenz.

Nach dem Spreizen der Schamlippen mit den Fingern wird das hintere, rinnenförmige Spekulum des geteilten Spekulums vorsichtig in die Scheide eingeführt. Der Scheideneingang wird dadurch etwas geöffnet und das vordere, plattenförmige Spekulum kann eingeführt werden. Die Scheide und der Muttermund können jetzt betrachtet und Abstriche leicht entnommen werden.

Pflege

Spekula sollten vor der Untersuchung angewärmt sein. Nach Gebrauch in Desinfektionslösung legen.

1.4 Kolposkopie

Mikroskopische Betrachtung des Epithels.

Für die genaue Beurteilung der Schleimhaut der Portio (Gebärmuttermund) und Scheide wird während einer Spekulumuntersuchung ein sog. **Kolposkop** (Mikroskop) eingeführt. Durch die 6–40fache Vergrößerung kann das Epithel besser beurteilt werden. Die Oberfläche des Gebärmuttermundes wird dabei zuerst nativ, d.h. im natürlichen Zustand (unbehandelt), betrachtet.

- Essigsäureprobe: Verändertes Epithel wird weiß
- SCHILLERsche Jodprobe: Zylinderepithel und auffällige Zellen färben sich nicht an.

Durch Aufbringen bestimmter Lösungen können Zellen differenzierter betrachtet werden: Bei der **Essigsäureprobe** wird die Portio mit Essigsäure betupft. Verändertes Plattenepithel färbt sich dabei weiß. Bei der **SCHILLERschen Jodprobe** werden die Zellen mit Jod betupft, wobei sich normales Plattenepithel braun, Zylinderepithel und Karzinomzellen jedoch nicht anfärben.

1.5 Abstriche

1.5.1 Bakteriologische Abstriche

Bei Verdacht auf Infektionen wird mit einem sterilen Tupfer Sekret aus der Scheide entnommen und in ein dafür vorgesehenes Röhrchen mit Nährboden gegeben. Die weitere Untersuchung erfolgt dann im Labor. Einige Erreger lassen sich auch sofort im **Nativpräparat** oder mit dem **Amintest** nachweisen.

Im **Nativpräparat** (bakteriologischer Abstrich) können Bakterien, Pilze und Trichomonaden sofort erkannt werden. **Amintest** mit 10 %iger-Kalilauge: Typischer Fischgeruch bei Infektionen mit *Haemophilus vaginalis*.

❷ Ein **Nativpräparat** ist ein nicht gefärbtes oder fixiertes mikroskopisches Präparat. Dazu wird Sekret auf einem Objektträger ausgestrichen, z.B. vom entfernten Spekulum aus der Scheide. Anschließend wird ein Tropfen 0,9 %ige Kochsalzlösung hinzugegeben und das Präparat mit einem Deckgläschen abgedeckt. Bakterien, Hefepilze und Trichomonaden sind jetzt unter dem Mikroskop sichtbar.

Beim **Amintest** beträufelt man das ausgestrichene Sekret mit 10 %iger Kalilauge. Bei Infektionen mit *Haemophilus vaginalis* entsteht ein typischer Fischgeruch.

1.5.2 Zytologische Abstriche

Zytologischer Abstrich von Gebärmutterhals und Gebärmuttermund gehören zur Krebsvorsorgeuntersuchung.

Zytologische Abstriche vom Gebärmutterhals gehören zur routinemäßigen **Krebsvorsorgeuntersuchung** (☞ 1.7). Mit je einem Wattetupfer werden Abstriche von der Portio (Gebärmuttermund) und aus dem Zervixkanal (Gebärmutterhalskanal) entnommen. Die Tupfer werden auf getrennte Objektträger ausgestrichen und sofort mit 96 %igem Äther-Alkohol oder einem Spray behandelt, um die Zellen zu fixieren und sie vor Austrocknung zu schützen. Im Labor werden die Abstriche nach PAPANICOLAOU (griechisch-amerikanischer Mediziner) gefärbt und klassifiziert.

Klassifizierung nach PAPANICOLAOU.

Zervixzytologie nach PAPANICOLAOU

Pap	Befund
I	Unverdächtiges Zellbild
II	Unverdächtig, aber entzündliche Zellveränderung
II w	Starke entzündliche Veränderung, Wiederholung anzuraten
III	Zweifelhaft, schwere entzündliche oder degenerative Veränderung
III D	V.a. leichte bis mittelgradige Dysplasie
IV a	V.a. schwere Dysplasie
IV b	Carcinoma in situ, invasives Ca nicht auszuschließen
V	V.a. invasives Ca

Pflege

Objektträger für den zytologischen Abstrich vor Entnahme mit Bleistift (Name der Patientin, Datum) beschriften.

1.6 Untersuchung

1.6.1 Bimanuelle Untersuchung

Untersuchung der inneren Geschlechtsorgane auf:
- Größe
- Lage
- Form
- Konsistenz
- Beweglichkeit
- Druckschmerzhaftigkeit.

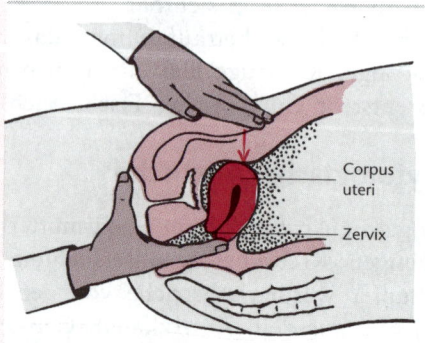

Corpus uteri

Zervix

Abb. 1.1 Bimanuelle Untersuchung

Bei der bimanuellen (bi = zweifach, manus = Hand) Untersuchung werden Größe, Lage, Form, Konsistenz, Beweglichkeit und Druckschmerzhaftigkeit der inneren Geschlechtsorgane beurteilt (Abb 1.1). Nach vorsichtigem Spreizen der Schamlippen wird zuerst ein Finger, wenn möglich danach noch ein zweiter Finger in die Scheide eingeführt (innere Hand). Die andere Hand (äußere Hand) nimmt durch die Bauchdecken Kontakt mit der inneren Hand auf und beurteilt so die Organe.

1.6.2 Rektale Untersuchung

Beurteilung der Hinterfläche des Uterus,

Mit der rektalen Untersuchung können die Hinterfläche des Uterus, die Kreuzbeinhöhle und rektale Tumoren beurteilt werden. Dazu zieht der Arzt über den Handschuh noch einen der Kreuzbeinhöhle und rektaler Tumoren.

Fingerling, den er in ein Gleitmittel taucht. Vorsichtig führt er den Finger unter Mitpressen der Patientin, wodurch die Spannung des Schließmuskels gelöst wird, rektal ein.

1.6.3   Ultraschalluntersuchung

Uterus, Endometrium, Ovarien und Tuben können nach Größe, Lage und Auffälligkeiten beurteilt werden.

❸   Für die Beurteilung der inneren Geschlechtsorgane dient die gynäkologische **Ultraschalluntersuchung**. Dabei können Lage, Größe, Struktur des Uterus und die Höhe des Endometriums beurteilt oder auch eine bestehende Schwangerschaft erkannt werden. Bei den Ovarien achtet man auf Größe, Seitendifferenzen und Strukturauffälligkeiten, wie Zysten und Follikel. Die Tuben können nur bei Verdickungen dargestellt werden. Jeder auffällige Befund muß in drei Ebenen ausgemessen und auf seine Abgrenzung zur Umgebung und Binnenstruktur genau untersucht werden.

Man unterscheidet zwei Formen der Ultraschalluntersuchung:
Beim **abdominalen Ultraschall** wird der Schallkopf auf den Bauch gesetzt. Die volle Harnblase gilt hierbei als »Schallfenster« für die Beurteilung der inneren Geschlechtsorgane. Diese Methode wird bei Jungfrauen (Virgines) und älteren Frauen mit sehr enger Scheide angewandt. Vorteil dieser Methode ist die bessere Übersicht, da man große Befunde in ihrer Ausdehnung nach oben verfolgen kann. Nachteil ist das etwas schlechtere Bild, da die Harnblase nicht immer optimal voll ist, oder der Harn nicht gehalten werden kann.
Beim **vaginalen Ultraschall** wird der Schallkopf bei möglichst leerer Blase in die Scheide eingeführt. Die inneren Geschlechtsorgane können in ihrer natürlichen Lage betrachtet werden. Von Vorteil ist die bessere Auflösung, verbunden mit einem besseren Bild, von Nachteil die eingeschränkte Übersicht.

1.7   Krebsvorsorge-Untersuchung

Jährliche Krebsvorsorge-Untersuchung ab dem 20. Lebensjahr, um Mamma- und Zervixkarzinom frühzeitig zu erkennen:
- Brust abtasten
- Zervixabstrich.

Jede Frau ab dem 20. Lebensjahr sollte jährlich die von der Krankenkasse empfohlene Krebsvorsorge-Untersuchung wahrnehmen. Gerade beim Mamma-Karzinom (☞ 9.6) und beim Zervixkarzinom (☞ 7.2.4) ist das frühzeitige Erkennen für die erfolgreiche Therapie und Prognose von entscheidender Bedeutung.
Bei der Vorsorgeuntersuchung erfolgt eine Untersuchung der Brust, die auch jede Frau regelmäßig selber durchführen sollte (☞ 9.6). Weiterhin wird eine gynäkologische Tastuntersuchung angeschlossen und dabei ein Abstrich von Portio und

Zervixkanal zur zytologischen Untersuchung (☞ 1.5.2) entnommen.

!? Übungsfragen

❶ Beschreiben Sie die Steinschnittlagerung und warum sie sinnvoll ist!

❷ Wozu dient ein Nativpräparat, und welche Aussagen können daraus getroffen werden?

❸ Welche Methoden des gynäkologischen Ultraschalls kennen Sie? Bei welcher Patientin ist welche Methode sinnvoll und warum?

Anatomie und Physiologie

2

2.1 Becken und Beckenboden

2.1.1 Becken

Das weibliche Becken (Abb. 2.1) muß Geburten ermöglichen und unterscheidet sich deshalb vom männlichen Becken in seiner anatomischen Form:

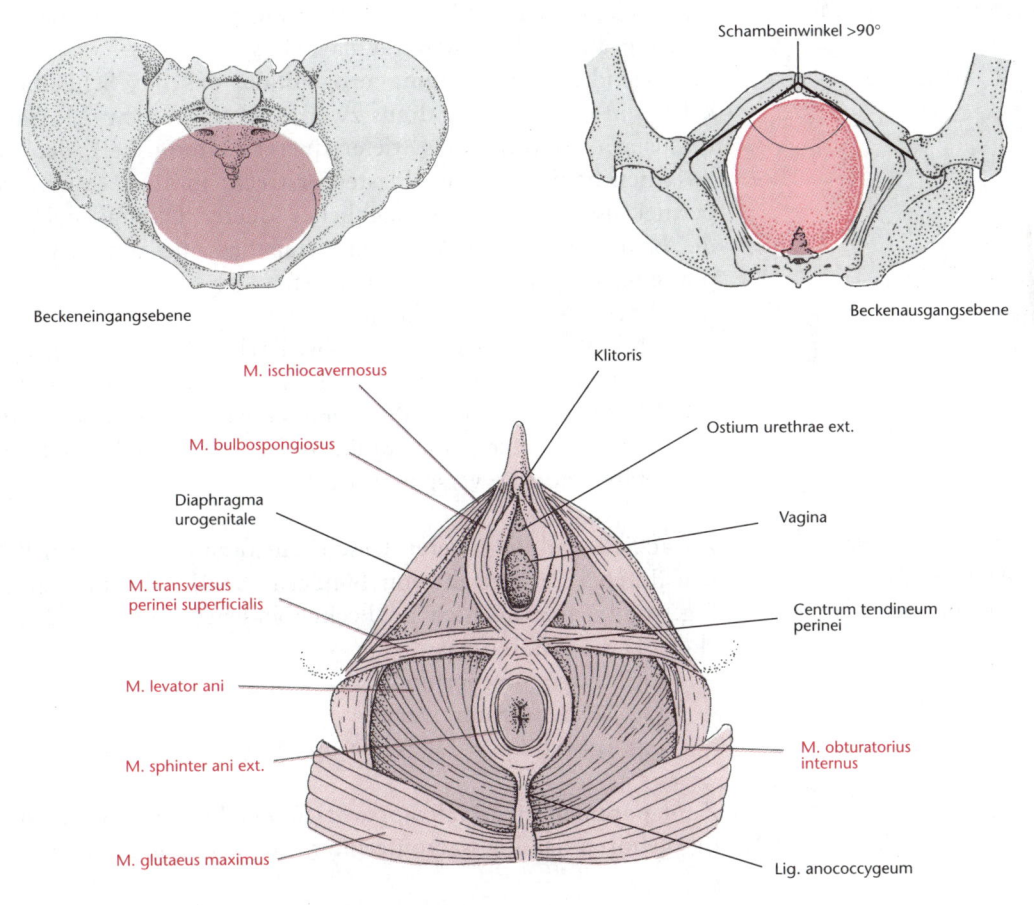

Beckeneingangsebene

Schambeinwinkel >90°

Beckenausgangsebene

M. ischiocavernosus

M. bulbospongiosus

Diaphragma urogenitale

M. transversus perinei superficialis

M. levator ani

M. sphinter ani ext.

M. glutaeus maximus

Klitoris

Ostium urethrae ext.

Vagina

Centrum tendineum perinei

M. obturatorius internus

Lig. anococcygeum

Abb. 2.1 Das weibliche Becken und der Beckenboden

Im Gegensatz zum männlichen Becken ist der Beckeneingang größer und rundoval, der Schambeinwinkel ist größer als 90°.

- Das Becken ist flacher und leichter gebaut
- Der Beckeneingang ist größer und rundoval
- Der Schambeinwinkel (Winkel zwischen beiden Schambeinbögen) ist größer als 90°, und somit ist der Beckenausgang wesentlich weiter.

2.1.2 Beckenboden

Der Beckenboden ist eine Platte aus Muskeln und Bändern, die den offenen knöchernen Beckenausgang **abschließen** und nur für den Urogenitaltrakt und den Enddarm eine Öffnung belassen. Gleichzeitig ermöglicht er durch seine Dehnbarkeit die Geburt eines Kindes.

Der Beckenboden ist eine Platte aus Muskeln und Bändern und in drei Etagen unterteilt:
- M. levator ani (Diaphragma pelvis)
- Diaphragma urogenitale.
- Schließmuskelschicht.

❶ Die Muskeln und Faszien des Beckenbodens sind in 3 Etagen angeordnet und bestehen aus (Abb. 2.1):
1. **M. levator ani** (Afterhebemuskel), der bis auf einen vorderen symphysennahen Bereich trichterförmig den gesamten Beckenausgang auskleidet (Diaphragma pelvis).
2. Folgend das **Diaphragma urogenitale,** das das Schließmuskelsystem unterstützt und aus zwei Muskeln besteht: M. transversus perinei profundus (tiefer querer Dammuskel), der sich zwischen beiden Schambeinästen erstreckt und M. transversus perinei superficialis (oberflächlicher querer Dammuskel), der die beiden Sitzbeinhöcker quer verspannt und mit dem Diaphragma urogenitale verflochten ist.
3. Die **Schließmuskelschicht** mit
- M. bulbospongiosus (Harnröhren-Schwellkörpermuskel)
- M. sphinkter ani externus (äußerer Afterschließmuskel)
- M. ischiocavernosus (Sitzbein-Schwellkörpermuskel), der links und rechts im Raum zwischen Schambeinast und Sitzbeinhöcker verspannt ist.

Verschiedene Bänder halten die inneren Geschlechtsorgane in ihrer Lage.

Zusätzlich sind die inneren Geschlechtsorgane im kleinen Becken durch eine Vielzahl von Bändern (Band = Ligamentum = Lig.) und Faserschichten im Beckenbindegewebe federnd gesichert. Dazu gehören das:
- Lig. ovarium proprium
- Lig. suspensorium ovarium
- Lig. rotundum (= Lig. teres uteri).

Zum **parametranen Halteapparat** (für den Halt des Uterus wichtig) gehören das Lig. sacrouterinum und das Lig. cardinale.

Der Bauchfellüberzug im lateralen Bereich des Uterus, das sog. **Lig. latum,** stellt kein Band dar, sondern ist mit seiner feuchten Oberfläche für eine gute Verschieblichkeit der Organe gegeneinander von Bedeutung.

2.2　Äußeres Genitale

❷　Zum äußeren Genitale (Vulva), gehören die **kleinen und großen Schamlippen** (Labien), der **Venushügel** (Mons pubis), der **Kitzler** (Klitoris) und der **Scheideneingang** (Introitus vaginae). Klitoris, Harnröhrenausgang und Vagina werden von den kleinen und großen Labien bedeckt. Sie sind nach vorne durch den Venushügel und nach hinten durch den Damm (Region zwischen Schamspalte und After) begrenzt.

Dammregion zwischen Schamspalte und After.

2.3　Inneres Genitale

❷　Die inneren Genitalorgane liegen geschützt im kleinen Bekken. Zu ihnen gehören: **Eierstöcke** (Ovarien), **Eileiter** (Tuben), **Gebärmutter** (Uterus) und **Scheide** (Vagina). Eierstöcke und Eileiter bezeichnet man auch als Anhangsgebilde (Adnexe).

Adnexe:
Eierstöcke und Eileiter.

2.3.1　Vagina

Die Vagina ist ein 8–12 cm langer, mit unverhorntem Plattenepithel ausgekleideter, elastischer Muskelschlauch, und verbindet die Gebärmutter mit dem äußerem Genitale. Das Jungfernhäutchen (Hymen) verschließt die Scheide im Kindesalter weitgehend.

❸　In der Scheide werden pro Tag ca. 3–5 ml Scheidenflüssigkeit gebildet. Diese besteht aus dem Drüsensekret des Gebärmutterhalses, dem Transsudat (ausgeschwitzter Flüssigkeit) der Scheidenwand, abgestoßenen vaginalen Epithelzellen und den Milchsäurebakterien. Die **Milchsäurebakterien** (DÖDERLEIN-Bakterien) garantieren in der Scheide einen sauren pH-Wert (4,0), der eine Schutzfunktion gegen eindringende Keime darstellt. Dieses **physiologische Scheidenmilieu** bildet einen Schutz vor Keimbesiedlung und aufsteigenden Infektionen (☞ 5).

Milchsäurebakterien in der Vagina schützen durch einen sauren pH-Wert vor aufsteigenden Infektionen.

Fehlbildungen

- Vagina septa
- Vaginalagenesie

Fehlbildungen der Vagina kommen als Vagina septa, bei der die Scheide durch ein bindegewebiges Septum in zwei Teile geteilt ist, oder als Vaginalagenesie vor, d.h. die Scheide ist gar nicht

- Vaginalatresie
- Hymenalatresie.

angelegt. Bei einer Atresie bleibt ein Hohlorgan oder eine Körperöffnung verschlossen. Mögliche Formen sind die Vaginal- und Hymenalatresie. Diese Fehlbildungen werden meist erst dann festgestellt, wenn sich bei der ersten Regelblutung das Blut davor staut.

2.3.2 ▬ Uterus

Anteile des Uterus:
- Corpus uteri
- Cervix uteri mit Zervikalkanal und Portio.

Die Gebärmutter (Uterus) ist ein birnenförmiges Organ, etwa 8,5 cm lang, und wird in zwei Abschnitte unterteilt:

- **Gebärmutterkörper** (Corpus uteri), der aus kräftiger Muskulatur besteht. Die Oberkante des Gebärmutterkörpers wird Fundus genannt.
- **Gebärmutterhals** (Cervix uteri), der aus straffem Bindegewebe und glatter Muskulatur besteht. Der **Gebärmutterhalskanal** (Zervikalkanal) führt zum **äußeren Muttermund** (Portio), dem unteren Abschluß der Zervix.

Zervikaler Schleimpfropf als zusätzlicher Schutz vor aufsteigenden Infektionen.

❹ Durch einen Pfropf aus zähem Schleim ist der Gebärmutterhals verschlossen, so daß die Gebärmutter vor **aufsteigenden Infektionen** (☞ 5) geschützt ist. Während der fruchtbaren Tage verflüssigt sich dieser Schleim, und der Zervikalkanal öffnet sich um wenige Millimeter.

Drei Wandschichten:
- Perimetrium
- Myometrium
- Endometrium.

Die Wand der Gebärmutter besteht aus drei Schichten (von außen nach innen): **Bauchfellüberzug** (Perimetrium), **glatte Muskulatur** (Myometrium) und **Gebärmutterschleimhaut** (Endometrium), welche die **Gebärmutterhöhle** (Cavum uteri) auskleidet.

Fehlbildungen

- Uterus subseptus
- Uterus septus
- Uterus bicornis
- Uterus duplex.

Fehlbildungen des Uterus sind relativ selten. Zwischenwände (Septen) können nur Teile (Uterus subseptus) oder den gesamten Uterus (Uterus septus) unterteilen. Beim Uterus bicornis sind zwei Uterushörner vorhanden. Ist der Uterus doppelt angelegt, spricht man von Uterus duplex.

2.3.3 ▬ Tuben

Der Fimbrientrichter nimmt das Ei nach dem Eisprung auf.

Die Tuben sind paarig angelegt und nehmen über den **Fimbrientrichter** (Eileitertrichter = Ampulla tubae) das Ei nach dem Eisprung auf. Durch den Fimbrientrichter besteht eine freie Verbindung zur Bauchhöhle. Die Wand der Eileiter besteht aus einer stark gefälteten Schleimhaut und einer dünnen Muskelschicht, die das Ei aktiv durch wellenartige Bewegungen in Richtung Gebärmutter transportiert.
Als Fehlbildung gibt es angeborene Verschlüsse (Atresie).

2.3.4 ▬ Ovarien

Poduktionsort von Östrogen und Progesteron. Reifung der Eizelle.

Die Ovarien sind ebenfalls paarig angelegt und durch Bänder am seitlichen Rand des kleinen Beckens aufgehängt. In den Eierstöcken werden die weiblichen Geschlechtshormone **Progesteron** und **Östrogen** produziert, und befruchtungsfähige Eizellen reifen heran.

Oogenese

Die **Oogenese** (Eizellbildung) verläuft über verschiedene Follikelstadien. Follikel sind kleine Bläschen, in denen die Eizelle heranreift.

- **Primärfollikel**   Bei der Geburt sind ca. 400 000 Follikel vorhanden. Es sind mit einschichtigem Epithel umgebene ruhende Oozyten.
- **Sekundärfollikel**   Eizelle mit mehrschichtigem Epithel.
- **Tertiärfollikel**   Follikel, der das reife Ei enthält.

GRAAFscher Follikel wird nach dem Eisprung zum Corpus luteum, das Progesteron produziert.

Die Sekundär- und Tertiärfollikel produzieren Östrogene, die die Gebärmutterschleimhaut zum Wachstum anregen.

Jeden Monat reift ein Ei über die Stadien des Sekundär- und Tertiärfollikels zum **GRAAFschen Follikel** heran, aus dem das Ei springt. Der leere GRAAFsche Follikel wandelt sich nach dem Eisprung zum **Gelbkörper** (Corpus luteum) um, der bis zum Eintritt der Regelblutung Progesteron bildet.

2.4 ▬ Mamma

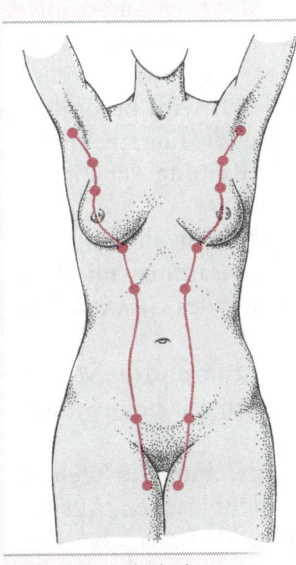

Im Gegensatz zu den inneren und äußeren Genitalien, die als primäre Geschlechtsmerkmale bezeichnet werden, gehört die Brust zu den **sekundären Geschlechtsmerkmalen,** da sie sich erst in der Pubertät ausbildet.

Die Brust besteht aus ca. 15–20 Drüsenlappen, die durch Fettgewebe voneinander getrennt sind. Die einzelnen Lappen unterteilen sich in Läppchen, die sich baumartig in Milchbläschen verzweigen. Jeder Lappen mit seinem Ausführungsgang mündet in der **Mamille** (Brustwarze).

Fehlbildungen

In der Milchleiste können sowohl zusätzliche Brustwarzen (Polythelie, Abb. 2.2) als auch zusätzliche Brüste (Polymastie) auftreten.

Abb. 2.2 Polythelie

- Polythelie
- Polymastie
- Athelie
- Amastie.

Ebenso können die Brustwarzen (Athelie) oder die gesamte Brust (Amastie) fehlen.

⁇ Übungsfragen

❶ Aus welchen Muskeln besteht der Beckenboden, und in welche Etagen ist er aufgeteilt?

❷ Welche Organe gehören zu den inneren, welche zu den äußeren Geschlechtsorganen der Frau?

❸ Welche physiologischen Schutzmechanismen gibt es in der Vagina, die vor Infektionen schützen?

2.5 Weibliche Geschlechtshormone

Es werden zwei Arten von Geschlechtshormonen unterschieden: Glandotrope Hormone und gonadale Steroide.

2.5.1 Glandotrope Hormone

Der Hypothalamus reguliert die Ausschüttung von LH und FSH.

Glandotrope Hormone (Gonadotropine) wirken auf Drüsen des Körpers. Das **Gonadotropin-Releasing-Hormon**(GnRH) aus dem Hypothalamus reguliert die Ausschüttung der glandotropen Hormone FSH und LH, die von der Hypophyse ausgeschüttet werden und die Ovarien zur Hormonproduktion anregen.

- FSH regt Eierstöcke zur Östrogenbildung an → Eizelle reift.
- LH bewirkt mit FSH den Eisprung und die Umwandlung des GRAAFschen Follikels in den Gelbkörper.
- Prolaktin stimuliert das Brustwachstum u. die Milchbildung.
- Oxytocin verstärkt die Wehen u. fördert den Milchfluß.

- Das **follikelstimulierende Hormon** (FSH) wird besonders am Zyklusanfang ausgeschüttet. Es regt die Eierstöcke zur Östrogenbildung an und bewirkt die Reifung der Eizelle zum sprungreifen Follikel.

- Das **luteinisierende Hormon** (LH) wird vor allem in der Zyklusmitte ausgeschüttet. Es bewirkt zusammen mit dem FSH den Eisprung und die Umwandlung des GRAAFschen Follikels in den Gelbkörper.

- Das **Prolaktin** stimuliert das Brustwachstum und die Milchproduktion. Es wird auch durch den Saugreiz beim Stillen vermehrt gebildet.

- Das **Oxytocin** verstärkt während der Geburt die Wehen und beim Stillen die Entleerung der Milchbläschen. Ausgeschüttet wird es u.a. durch Dehnung des Uterus bei der Geburt und den Saugreiz beim Stillen.

2.5.2 Gonadale Steroide

LH, FSH und Prolaktin steuern die Ausschüttung der gonadalen Steroide.

Die gonadalen Steroide (weibliche Keimdrüsenhormone) werden von den Keimdrüsen direkt gebildet und steuern die Keimdrüsenfunktion. Ihre Menge wird durch LH, FSH und Prolaktin reguliert.

Östrogene

Bereitet den Körper auf eine Schwangerschaft vor.

❶ **Östrogene** (Östros = Brunft) werden besonders in der ersten Zyklushälfte ausgeschüttet. Die Östrogene werden neben dem Ovar auch noch von den Eizellen, der Plazenta und der Nebennierenrinde gebildet. Sie wirken nicht nur auf die Geschlechtsorgane, sondern auch auf andere Organe:

Bildung von Östrogenen:
- Ovar
- Eizelle
- Plazenta
- Nebennierenrinde.

- Wirkung auf die Geschlechtsorgane:
  - Wiederaufbau der Gebärmutterschleimhaut nach der Menstruation
  - Weitstellung der Zervix
  - Förderung der Eileiterbeweglichkeit
  - Verflüssigung des Zervixschleims, um den Spermiendurchtritt zu erleichtern
  - Förderung von Brustentwicklung und Brustwachstum
- Wirkung auf andere Organe:
  - Förderung des Knochenaufbaus
  - Anstieg der Fette im Blut
  - Steigerung des Sexualtriebes (Libido)
  - Vermehrte Wassereinlagerung in das Gewebe (Ödeme)
  - Erweiterung der Gefäße.

Progesteron

Progesteron ist das Schutzhormon der Schwangerschaft.

❷ **Progesteron,** ein Gestagen, wird besonders in der zweiten Zyklushälfte vom **Gelbkörper** sezerniert. Daneben produzieren auch die Plazenta (☞ 10.3.1) und die Nebennierenrinde Progesteron.

Bildung von Progesteron:
- Gelbkörper
- Plazenta
- Nebennierenrinde.

- Wirkung auf die Geschlechtsorgane:
  - Vorbereitung der Gebärmutterschleimhaut für die Aufnahme des Eies (☞ 10.2.4)
  - Engstellen der Zervix
  - Erhalten einer Schwangerschaft, sog. **Schutzhormon der Schwangerschaft**
  - Entwicklung des Milchgangsystems der Brust
- Wirkung auf andere Organe:
  - Abfall der Fette im Blut
  - Erhöhung der Körpertemperatur um ca. 0,5 °C
  - Erweiterung der Gefäße.

Androgene

Wird zu viel Testo-
steron produziert,
kommt es zur
»Vermännlichung«
der Frau.

Testosteron ist das wichtigste Androgen (männliches Sexual-
hormon). Bei der Frau werden nur ganz geringe Mengen in der
Nebennierenrinde gebildet. Eine Hyperandrogenämie ist eine
Erkrankung, bei der die Frau zu viele Androgene besitzt, wo-
durch es dann zu ihrer »Vermännlichung« (Virilisierung) des
Aussehens kommt, z.B. durch verstärkten Bartwuchs.

2.6 Menstruationszyklus

Zykluslänge im Mittel
28 Tage.

❸ Bei der geschlechtsreifen Frau kommt es monatlich zu zy-
klischen Veränderungen der Geschlechtsorgane.

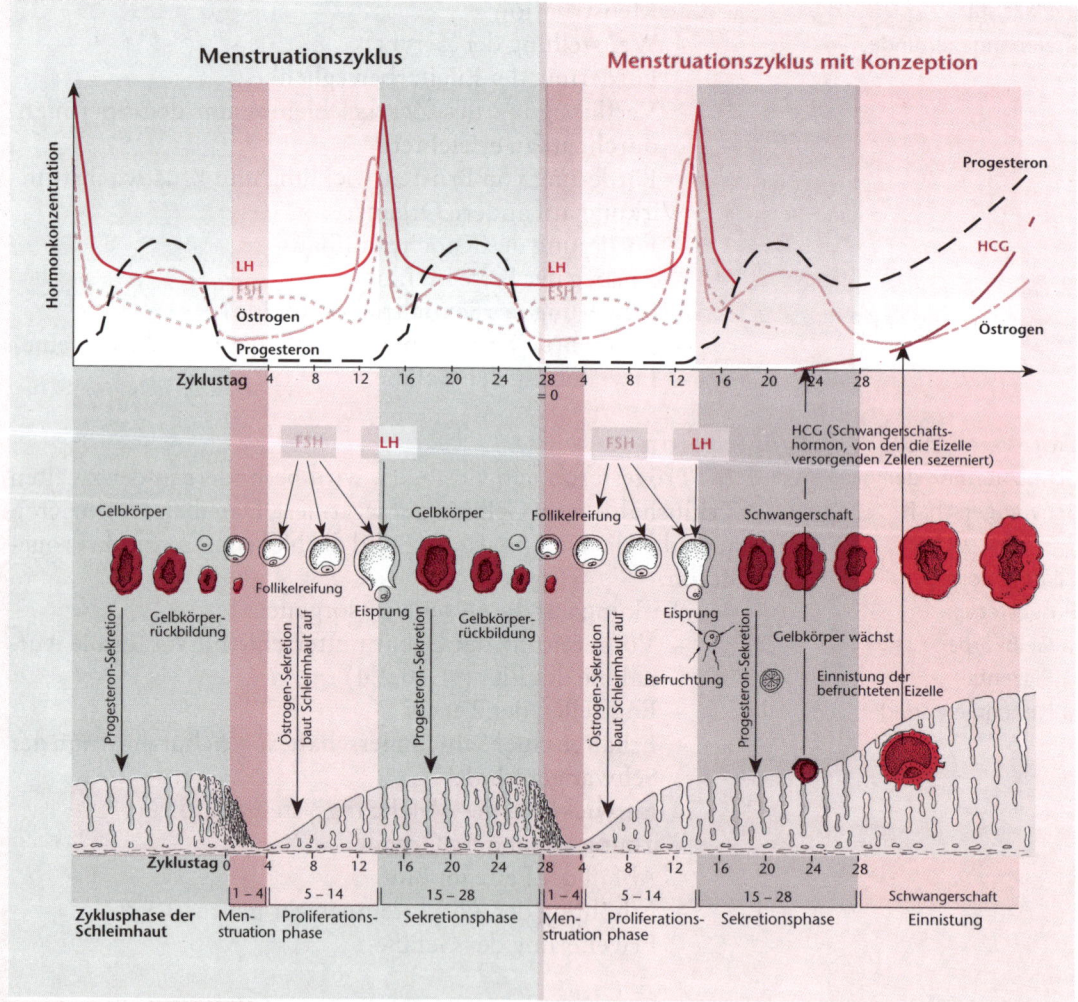

Abb. 2.2 Menstruationszyklus

Der Menstruationszyklus dauert im Mittel 28 Tage (normal sind 25–31 Tage). Dabei entstehen ein befruchtungsfähiges Ei und optimale Bedingungen für dessen Einnistung im Uterus.

Vier Phasen des Mentruationszyklus:
- Menstruation
- Proliferationsphase mit Ovulation
- Sekretionsphase
- Ischämische Phase.

Der Menstruationszyklus wird in vier Phasen unterteilt (Abb 2.3):

- **Menstruation** (Regelblutung): 1.–4. Tag; hierbei wird die obere Zellage der Gebärmutterschleimhaut, die Funktionalis, abgestoßen.
- **Proliferationsphase** (Aufbauphase): 5.–14. Tag; die Gebärmutterschleimhaut wird durch Östrogene zum Neuaufbau angeregt. Außerdem reift durch die Wirkung des FSH ein Follikel.
  ❹ **Ovulation** (Eisprung): Durch den FSH- und LH-Anstieg kommt es 14 Tage vor der Menstruation zum Eisprung. Aus dem Restfollikel entwickelt sich der **Gelbkörper** (Corpus luteum).
- **Sekretionsphase:** 15.–28. Tag; durch das vom Gelbkörper gebildete Progesteron kommt es in dieser Phase zur Ausstattung der Gebärmutterschleimhaut mit Drüsen und Nährstoffen, um den Uterus auf eine Schwangerschaft vorzubereiten. Da das Corpus luteum nur eine Lebensdauer von 14 Tagen hat, ist diese Zyklusphase in ihrer Länge konstant.
- ❺ **Ischämische Phase:** Sie dauert nur wenige Stunden. Durch die abfallende Progesteronwirkung kommt es zu Durchblutungsstörungen der Funktionalis, so daß diese schließlich abstirbt und abgestoßen wird. Es kommt zur Menstruation (als Hormonentzugsblutung), der ersten Phase des Zyklus.

Prämenstruelles Syndrom

Körperliche und psychische Beschwerden in der zweiten Zyklushälfte.

In der zweiten Zyklushälfte kommt es manchmal zu körperlichen und psychischen Beschwerden wie Wassereinlagerung (Ödembildung), Brustspannen, Kopfschmerzen (bis hin zur Migräne), Neigung zu Depressionen oder erhöhter Reizbarkeit. Das Auftreten dieser Symptome wird als Prämenstruelles Syndrom bezeichnet. Die Ursache dieser Störung ist bislang nicht geklärt. Die Therapie muß sich nach den Symptomen orientieren.

2.7 Geschlechtsphasen der Frau

2.7.1 Postnatale Phase

Durch die intrauterine Versorgung mit Plazentahormonen baut sich die Gebärmutterschleimhaut des weiblichen Feten auf. Nach der Geburt kommt es zum Hormonabfall, es entsteht ein relativer Hormonmangel, und die Gebärmutterschleimhaut kann abbluten. Auch kann die Brust durch die Hormonwirkung angeschwollen sein und u.U. Milch produzieren, die **Hexenmilch** genannt wird.

2.7.2 Pubertät

Wirkung von Östrogenen und männlichen Geschlechtshormonen.

❻ Während der Pubertät entwickelt sich das Mädchen unter dem Einfluß von Östrogenen (aus den Ovarien) und männlichen Geschlechtshormonen (aus der Nebennierenrinde) zur geschlechtsreifen Frau. Die Hormonproduktion selbst wird über die Hypophyse gesteuert.

Drei Phasen der Entwicklung:
- **Thelarche**
- **Pubarche**
- **Menarche.**

Es werden 3 Phasen des Entwicklungsprozesses unterschieden:
- *Thelarche*   Knospung der Brust mit 9–10 Jahren.
- *Pubarche*   Wachstum der Schambehaarung mit 10–11 Jahren.
- *Menarche*   Auftreten der ersten Menstruationsblutung mit 12–13 Jahren.

Störungen der Entwicklung
- **Pubertas praecox** = Pubertät vor dem 8. Lebensjahr
- **Pubertas tarda** = Pubertät nach dem 16. Lebensjahr.

Eine vor dem 8. Lebensjahr einsetzende Pubertät wird **Pubertas praecox** genannt und hat meist hormonproduzierende Tumoren zur Ursache. Eine nach dem 16. Lebensjahr verspätet einsetzende Pubertät heißt **Pubertas tarda** und beruht meist auf hypophysären Störungen oder intensivem körperlichen Training beim Hochleistungssport.

2.7.3 Klimakterium

Das **Klimakterium** (Wechseljahre) ist ein physiologischer Alterungsprozeß zwischen dem 40.–60. Lebensjahr der Frau. Durch den langsamen Funktionsverlust von Hypophyse und Ovarien nimmt die Menge der gebildeten Östrogene ab, und es kommt zu typischen Veränderungen.

Stadien des Klimakteriums:
- **Prämenopause**
- **Menopause**
- **Postmenopause.**

Das Klimakterium verläuft in verschiedenen Stadien: Der Zeitraum vor der letzten Menstruation wird **Prämenopause** genannt. Die letzte reguläre Menstruation heißt **Menopause**, und der Zeitraum danach **Postmenopause**.

Veränderungen

Die veränderte
Hormonlage führt zu:
- Blutungsunregel-
mäßigkeiten
- Hautatrophie
- Osteoporose
- Zunahme von
Herz-Kreislauf-
erkrankungen
- Psychischen
Verstimmungen.

❼ Im Klimakterium treten durch die veränderte Hormonlage Blutungsunregelmäßigkeiten sowie vegetative, psychische und körperliche Veränderungen auf.

▨ Körperliche Veränderungen:
– Rückbildung (Involution) der Geschlechtsorgane: Uterus und Ovarien werden kleiner
– Zunehmende Hautatrophie
– Schwund der festen Knochenmasse und Vergrößerung des Markraumes der Knochen: **Osteoporose**
– Zunahme der Herz-Kreislauf-Erkrankungen (Bluthochdruck, Gefäßverkalkung).

▨ Vegetative Veränderungen wie Hitzewallungen, Schweißausbrüche, Herzklopfen, Nervosität, Schlafstörungen und Leistungsverminderung.

▨ Psychische Veränderungen, z.B. Antriebsarmut und Neigung zu Depressionen, erhöhte Reizbarkeit und Empfindsamkeit.

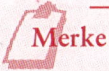

Therapie

Bei ausgeprägten Beschwerden können Östrogen- oder Gestagenpräparate in Form von Tabletten oder Pflastern gegeben werden. Bei starken psychischen Beschwerden sind stimmungsaufhellende Medikamente zu empfehlen.

Merke

Durch Osteoporose werden die Knochen leicht brüchig, und es kann bei Stürzen schnell zu Frakturen kommen, z.B. auch im Wirbelsäulenbereich mit der Folge einer Querschnittslähmung. Frauen im Klimakterium sollten, um dem Knochenabbau entgegenzuwirken, regelmäßig Sport treiben (Schwimmen, Gymnastik, Fahrradfahren) und auf eine ausreichende Kalzium-Aufnahme achten, z.B. über Milchprodukte.

2.7.4 ▨ Postmenopause und Senium

Postmenopausen-
blutungen müssen
immer abgeklärt
werden.

Zwischen dem 60.–65. Lebensjahr endet das Klimakterium und der Lebensabschnitt des **Seniums** (Greisenalter) beginnt. Durch den Östrogenmangel sind die Schrumpfungserscheinungen im Genitalbereich ausgeprägt. Die vegetativen und psychischen Veränderungen des Klimakteriums bestehen nur selten weiter. Jede Blutung im Senium, eine Postmenopausenblutung, ist karzinomverdächtig und muß sofort abgeklärt werden.

⁉ Übungsfragen

❶ Wie wirken Östrogene auf den weiblichen Organismus?

❷ Wie wirken Gestagene auf den weiblichen Organismus?

❸ In welche Phasen wird der Menstruationszyklus unterteilt?

❹ Welche Hormone sind am Eisprung beteiligt, wann entwickelt sich das Corpus luteum?

❺ Wie kommt es zur Menstruationsblutung?

❻ Welche Veränderungen der sekundären Geschlechtsorgane vollziehen sich während der Pubertät?

❼ Welche Veränderungen treten im Klimakterium auf?

Zuverlässigkeit von Kontrazeptiva

Methode		PEARL-Index
Natürlich	Temperaturmethode	1–3
	Billingsmethode	25
	Coitus interruptus	10–20
	Zeitwahlmethode	15–20
Chemisch	Spermizide	4–8
Mechanisch	Kondom	3–3,6
	Diaphragma + Spermizid	2,1–6
	Portiokappe	7
	Intrauterinpessar	0,3–3
Hormonell	Pille	0,03–1,4
	Minipille	0,4–3
	Depotgestagene	0,3–0,9
	»Pille danach«	98 % (Zuverlässigkeit)
Operativ	Tubenligatur	< 0,2

PEARL-Index als Faktor für die Zuverlässigkeit eines Verhütungsmittels.

Zur Empfängnisverhütung (Kontrazeption) stehen natürliche, chemische, mechanische und operative sowie hormonelle Methoden zur Auswahl. Zuverlässigkeit, Auftreten von Nebenwirkungen, Annehmbarkeit für beide Partner und Umkehrbarkeit sind je nach Verhütungsmittel sehr unterschiedlich.

❶ Die Zuverlässigkeit der einzelnen Methoden wird definiert durch den PEARL-Index, der die Zahl der ungewollten Schwangerschaften pro 1 200 Anwendungsmonate (100 Frauenjahre) angibt. Ohne Anwendung eines Verhütungsmittels beträgt der PEARL-Index 85–90.

3.1   Natürliche Methoden

Regelmäßiger Zyklus, regelmäßige Lebensführung, diszipliniertes Sexualverhalten notwendig.

❷ Bei den natürlichen Verhütungsmethoden ist der Geschlechtsverkehr auf die unfruchtbaren Tage beschränkt. Voraussetzung dafür sind ein diszipliniertes Sexualverhalten, ein regelmäßiger Menstruationszyklus und eine regelmäßige Lebensführung (z.B. ohne Nachtarbeit!). Dafür treten keinerlei Nebenwirkungen für den Organismus auf.

3.1.1 Zeitwahlmethode nach Knaus-Ogino

Berechnung nach Ogino

Erster fruchtbarer Tag	= kürzester Zyklus – 18
letzter fruchtbarer Tag	= längster Zyklus – 11

Beispiel Zyklus von 26 bis 30 Tagen:

$$26 - 18 = \textbf{8}$$
$$30 - 11 = \textbf{19}$$

Ergebnis Die fruchtbare Phase reicht vom **8.** bis zum **19.** Zyklustag.

Formel für die Berechnung der fruchtbaren Tage.

Mit Hilfe eines Zykluskalenders werden die »verbotenen« Tage errechnet. Die Ovulation findet zwischen dem 12. und 16. Tag statt. Da die Spermien eine durchschnittliche Lebensdauer von drei Tagen haben, muß man eine Sicherheitszone von drei Tagen vor der Ovulation einplanen. Die *vermutlich* fruchtbaren Tage liegen somit zwischen dem 9.–17. Zyklustag. Diese Verhütungsmethode hat einen Pearl-Index von 15–20, wodurch sie zu den eher unzuverlässigen Methoden zählt.

3.1.2 Basaltemperaturmessung

Eine Temperaturerhöhung um > 0,5 °C zeigt den Eisprung an.

Nach dem Eisprung steigt die Körpertemperatur durch die Progesteronwirkung um 0,5 °C an und bleibt in der zweiten Zyklushälfte auf diesem Niveau. Ab dem fünften Tag nach diesem Temperaturanstieg bis zur nächsten Menstruation spricht man von den sicher unfruchtbaren Tagen, von Menstruationsbeginn bis 7 Tage vor dem Eisprung von den wahrscheinlich unfruchtbaren Tagen (Abb. 3.1). Um den Eisprung zu erkennen, wird täglich die **Basaltemperatur** gemessen: Die Körpertemperatur morgens vor dem Aufstehen, nach einer Nachtruhe von mindestens 6 Stunden und immer zur gleichen Uhrzeit. In einer Kurve werden die Werte dokumentiert und so interpretiert.

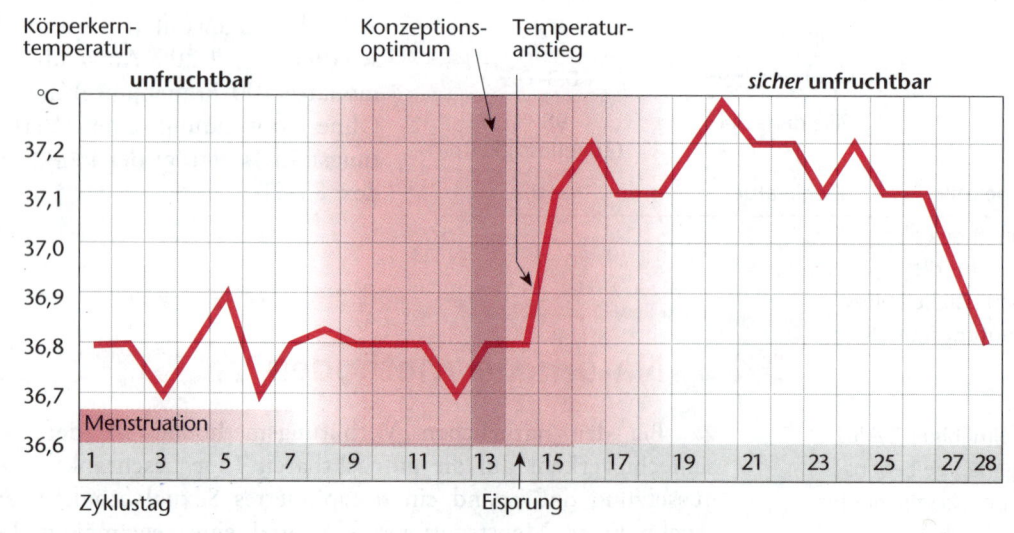

Abb. 3.1 Basaltemperaturkurve

3.1.3 Billings-Methode

Spinnbarkeit des Zervikalschleimes weist auf die fruchtbaren Tage hin.

Der Zervixschleim verändert sich mit dem Zyklus: Vor dem Eisprung verflüssigt sich der Zervixschleim, nimmt an Menge zu und wird klar. In der fruchtbaren Zeit wird er zusätzlich **spinnbar**. Ab dem Beginn der Verflüssigung des Schleimes bis einschließlich 4 Tage nach der Spinnbarkeit ist die Frau fruchtbar. Diese Veränderungen werden bei der Billings-Methode beobachtet. Die Billingsmethode eignet sich in Kombination mit der Basaltemperaturmessung.

3.1.4 Coitus interruptus

Häufigste, aber sehr unsichere Methode.

Der Coitus interruptus (unterbrochener Beischlaf) ist trotz der **großen Unsicherheit** und des starken Eingriffs in den Geschlechtsverkehr die weltweit am häufigsten angewandte Verhütungsmethode. Der Geschlechtsverkehr wird kurz vor dem Samenerguß unterbrochen, indem der Penis aus der Scheide gezogen wird.

3.2 Chemische Methoden

Chemische Substanzen, die Spermien abtöten, heißen Spermizide.

Es gibt Schäume, Tabletten, Cremes oder Gele, die Spermien abtötende Substanzen enthalten. Sie werden vor dem Geschlechtsverkehr (ca. 15 Minuten) in die Scheide eingebracht und wirken ca. 1 Stunde. Das Verhütungsmittel wird nur benutzt, wenn es wirklich gebraucht wird und ist relativ gut verträglich. Der Nachteil besteht in der Manipulation vor dem Geschlechtsverkehr und dem mitunter auftretenden Wärmegefühl in der Vagina.

3.3 Mechanische Methoden

3.3.1 Kondom

Das Kondom schützt vor Schwangerschaft und vor sexuell übertragbaren Erkrankungen, z.B. AIDS.

Das Kondom (Präservativ) gilt bei sachgemäßer Benutzung nicht nur als Verhütungsmittel, sondern schützt die Partner auch vor der Ansteckung mit sexuell übertragbaren Erkrankungen (AIDS, Lues, Gonorrhoe, Herpes genitalis).

3.3.2 ▪▪▪ Scheidendiaphragma und Portiokappe

»Diaphragma« und Portiokappe liegen als Barriere vor der Portio und verhindern, daß Spermien in den Zervikalkanal gelangen.

Hierbei werden vor dem Geschlechtsverkehr Gummikappen als Barriere entweder nur über die Portio (Portiokappe) oder über Portio und teilweise über die vordere Scheidenwand (Scheidendiaphragma) geschoben (Abb. 3.2). Durch die zusätzliche Benutzung einer die Spermien abtötenden Creme wird die Sicherheit erhöht.

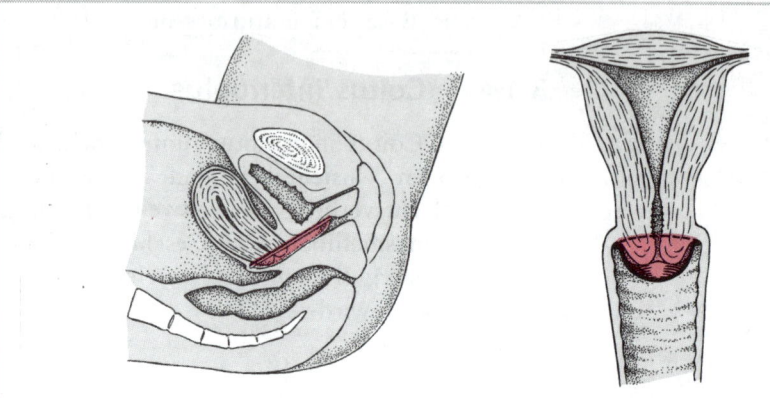

Abb. 3.2
Diaphragma und Portiokappe

3.3.3 ▪▪▪ Intrauterinpessar (IUP)

Intrauterinpessare verhindern als Fremdkörper die Eieinnistung.

❸ Intrauterinpessare sind Kunststoffkörper, die mit Kupfer oder einer progesteronhaltigen Substanz beschichtet sind (Abb. 3.3). Wegen ihrer Form werden sie auch »Spirale« genannt. Sie verhindern die Einnistung des befruchteten Eis in der Gebärmutter. Zu den Nebenwirkungen zählen verstärkte Blutungen mit Schmerzen und eine größere Rate an Eileiterschwangerschaften und Eileiterentzündungen, die u.U. zur Sterilität führen können. Für junge Frauen mit Kinderwunsch sind sie deshalb eher ungeeignet.

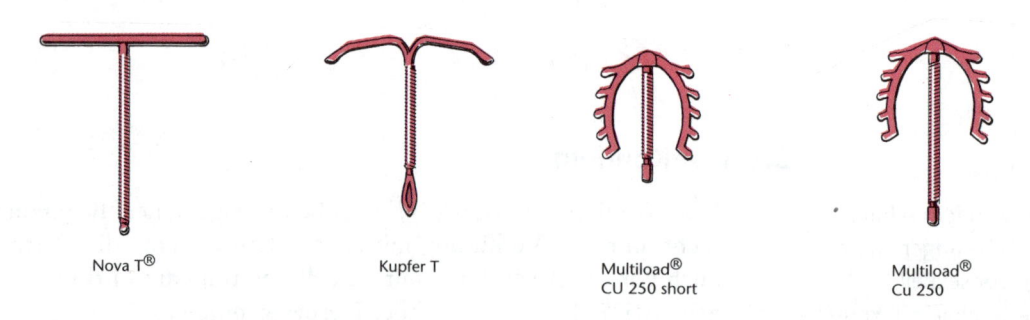

Nova T®   Kupfer T   Multiload®   Multiload®
                                   CU 250 short   Cu 250

Abb. 3.3 Intrauterinpessare

3.4   Hormonelle Methoden

Starkes Eingreifen in den Hormonhaushalt mit einer Reihe von Nebenwirkungen.

❹ Die hormonellen Methoden verhüten eine Empfängnis durch ihre Wirkung auf den Eisprung, die Tubenmotilität und das Endometrium bzw. den Zervixschleim. Sie zeichnen sich durch eine hohe Zuverlässigkeit und angenehme Handhabung aus. Durch ihr starkes Eingreifen in den Hormonhaushalt haben sie jedoch eine Reihe von Nebenwirkungen:

- *Östrogenwirkung:* Übelkeit, Erbrechen, Gewichtszunahme, Ödemneigung, Kopfschmerzen und Hautverfärbung, Größenzunahme der Brust sowie erhöhte Thromboseneigung.
- *Gestagenwirkung:* Müdigkeit, Lustlosigkeit, Akne und Gewichtszunahme.

Aus den Nebenwirkungen ergeben sich die Kontraindikationen für die Pille: Beinvenenthrombose oder erhöhte Thrombosegefahr (z.B. Kombination von höherem Alter und Rauchen), starke Kopfschmerzen, Leberschäden, hormonabhängige bösartige Tumoren.

3.4.1   Ovulationshemmer

Ovulationshemmer verhindern über unterschiedliche Wirkungsmechanismen eine Schwangerschaft.

Durch folgende Wirkungen wird eine Empfängnis verhütet:
- Der Eisprung wird verhindert.
- Das Endometrium wird nicht für die Einnistung des Eis vorbereitet.
- Die Beweglichkeit der Eileiter wird herabgesetzt.
- Der Schleim im Gebärmutterhals bleibt zäh und undurchdringlich für die Spermien.

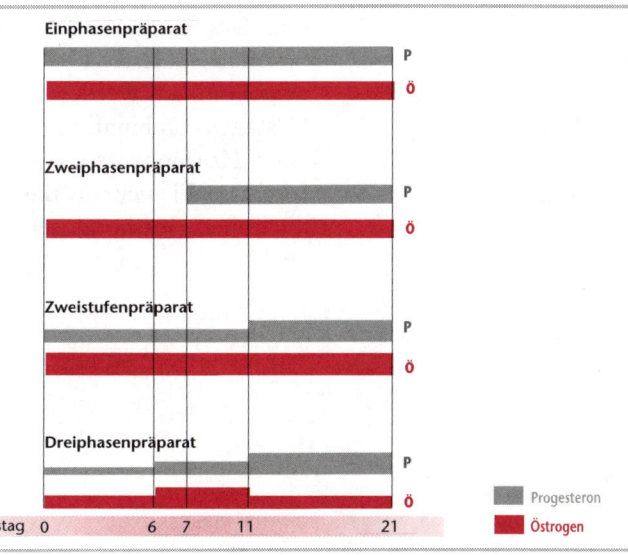

Abb. 3.4
Östrogen- und Gestagendosierungen bei Ovulationshemmern

Je nach Konzentration und Kombination von Östrogen und Gestagen gibt es verschiedene Präparate (Abb. 3.4).

3.4.2 ■ Minipille

Minipille muß immer zur selben Tageszeit eingenommen werden.

Die Minipille enthält nur **Gestagene**. Sie muß täglich immer zum gleichen Zeitpunkt eingenommen werden. Sie verhindert nicht die Ovulation, sondern stört den Eitransport in der Tube und verändert den Zervixschleim. Es kommt bei 30–60 % der Anwenderinnen zu Blutungsstörungen.

3.4.3 ■ Drei-Monats-Spritze

Die Drei-Monats-Spritze wird alle drei Monate während der ersten 5 Zyklustage injiziert. Sie enthält langwirksame Depot-Gestagene. Dadurch kommt es zur Ovulationshemmung, Veränderung des Endometriums und des Zervixschleimes. Nachteilig ist die schlechte Zykluskontrolle mit vielen Schmierblutungen. Bei langandauernder Therapie kann es zu einer Anhäufung der Gestagene im Körper kommen, mit der Folge der Infertilität.

3.4.4 ■ »Pille danach« (Postkoitalpille)

»Pille danach« enthält hochdosiert Östrogen und Gestagen:
- Führt zur Abstoßung des Endometriums
- Hohe Nebenwirkungsrate.

❺ Die »Pille danach« ist eine Notlösung, um nach ungeschütztem Geschlechtsverkehr eine Schwangerschaft zu verhindern. Sie muß spätestens 48 Stunden nach dem Geschlechtsverkehr eingenommen werden. Die hochdosierte Gabe einer Östrogen-Gestagenkombination über kurze Zeit führt anschließend zu einer Hormonentzugsblutung, so daß sich das vermutlich befruchtete Ei nicht in das Endometrium einnisten kann. Durch die hohen Hormondosen kommt es häufig zu Nebenwirkungen.

3.5 Operative Methoden

Sterilisation als sehr sichere, aber irreversible Methode: Eileiter werden operativ verklebt oder durchtrennt.

Operative Methoden der Empfängnisverhütung sind sehr sicher und leicht praktikabel, aber nur sehr schwer rückgängig zu machen. Sie kommen für Paare in Frage, die ihre Familienplanung abgeschlossen haben. Bei der **Sterilisation** der Frau werden bei einer Bauchspiegelung in Vollnarkose die Eileiter durchschnitten oder verklebt und damit undurchgängig gemacht. Bei der Sterilisation des Mannes werden in örtlicher Betäubung die Samenleiter durchtrennt oder unterbunden.

Obwohl die Sterilisaton des Mannes wesentlich einfacher und viel weniger belastend ist, lassen sich in Deutschland viel mehr Frauen als Männer sterilisieren.

Übungsfragen

❶ Was besagt der PEARL-Index?

❷ Welche natürlichen Verhütungsmethoden gibt es und was sind ihre Vorteile?

❸ Was sind die Nachteile der »Spirale«?

❹ Was sind die Nebenwirkungen und Kontraindikationen der hormonellen Kontrazeption (»Pille«).

❺ Was versteht man unter der »Pille danach«?

4 Störungen des Menstruationszyklus

Störungen im Menstruationzyklus sind häufig und bedürfen einer genauen Abklärung. Änderungen im Blutungsverhalten oder das Fehlen bzw. Ausbleiben der Regelblutung sind die häufigsten Gründe, die die Patientin in ärztliche Behandlung führen.

4.1 Blutungsstörungen

Einteilung der Blutungstörungen:
- Blutungsdauer
- Blutungstärke
- Blutungshäufigkeit.

❶ Die normale Menstruation wird **Eumenorrhoe** genannt. Blutungsstörungen werden eingeteilt in Störungen der Blutungsdauer, Blutungsstärke und Blutungshäufigkeit.

Blutungsstörungen

Störungen der Blutungsdauer		
Menorrhagie	verlängerte Periodendauer	> 6 Tage
Brachymenorrhoe	verkürzte Periodendauer	< 3 Tage
Störungen der Blutungsstärke		
Hypermenorrhoe	verstärkte Periodendauer	> 5 Vorlagen
Hypomenorrhoe	verminderte Periodendauer	< 2 Vorlagen pro Tag
Spotting	Schmierblutung (prä-/postmenstruell oder mitzyklisch)	
Metrorrhagie	Zusatzblutung, außerhalb der Periode	
Störungen der Blutungshäufigkeit		
Polymenorrhoe	unregel- oder regelmäßig verkürzte Zyklen	Zyklus < 25 Tage
Oligomenorrhoe	stark verlängerte Zyklen	> 35 Tage
Amenorrhoe	keine Periodenblutung	> 3 Monate

Ursachen

Organische oder hormonelle Ursachen.

Organische Ursachen	Hormonelle Ursachen
(z.B. Myome)	Brachymenorrhoe
Menorrhagie	Hypomenorrhoe
Hypermenorrhoe	Spotting
Metrorrhagie	Polymenorrhoe
	Oligomenorrhoe.

Diagnostik

Aufwendige Diagnostik notwendig, um Ursache der Blutungsstörung zu ergründen.

- Genaue **Zyklusanamnese** mit **Menarche** und der genauen Beschreibung der Regelblutung.
- Allgemeine körperliche Untersuchung unter besonderer Berücksichtigung der Geschlechtsmerkmale.
- Messen der **Basaltemperatur** (☞ 3.1.2). Bei einem regelrechten (biphasischen) Zyklus steigt die Temperatur nach dem Eisprung um 0,5 °C an. Findet kein Eisprung statt, so kommt es nicht zum Temperaturanstieg.
- Zytologische Untersuchung der Zellen in der Scheide zur Beurteilung des Hormoneinflusses.
- Untersuchung des Zervixschleims.
- Entnahme einer Probe der Gebärmutterschleimhaut zur Einschätzung der Zyklusphase.
- Hormontests zur Abklärung der Reaktionsfähigkeit z.B. des Endometriums, auf externe Hormongaben.
- Bestimmung der Hormonwerte im Blut entweder vor oder nach Gabe von Substanzen, die eine Hormonausschüttung bewirken.
- Bei allen Blutungsstörungen sollte zum Ausschluß einer bösartigen Erkrankung eine diagnostische fraktionierte Ausschabung (☞ 7.3.2) durchgeführt werden. Man erhält nicht nur Aussagen über die Histologie, sondern kann auch Rückschlüsse auf Hormonstörungen ziehen.
- Bei V.a. anatomische Störungen Bauchspiegelung zur Beurteilung der Geschlechtsorgane.

4.2 Amenorrhoe

❷ Amenorrhoe bedeutet, daß keine Menstruationsblutung stattfindet. Zwei Formen werden unterschieden.

Unterscheidung:
- Primäre Amenorrhoe
- Sekundäre Amenorrhoe.

Primäre Amenorrhoe Es hat noch nie eine Regelblutung stattgefunden. Ursachen sind angeborene oder erworbene Störungen aller am Menstruationszyklus beteiligten Organe. Besonders häufig ist das Ovar betroffen. Die Therapie besteht in der Gabe von Hormonen. Gegebenenfalls müssen atypische Genitalorgane wegen des hohen Entartungsrisikos entfernt werden.

Sekundäre Amenorrhoe Trotz vorhandenem Menstruationszyklus bleibt die Periodenblutung für mehr als 3 Monate aus.
Die Ursachen können sein:

- Menopause
- Schwangerschaft und Stillperiode
- Allgemeinerkrankungen
- Chemotherapie bei Tumoren
- **Ovarialinsuffizienz** durch Störungen des Hypothalamus, der
  Hypophyse, der Nebennierenrinde und der Schilddrüse.

Bei ovariellen Funktionsstörungen werden Hormone gegeben.
Ansonsten wird entsprechend der Ursache vorgegangen.

4.3 ━ Dysmenorrhoe

❸ Eine mit krampfhaften Unterbauchschmerzen einherge-
hende Regelblutung wird als Dysmenorrhoe bezeichnet.
Manchmal treten zusätzlich Übelkeit, Erbrechen und Kopfschmerzen bis hin zur Migräne auf.

Dysmenorrhoe: Mentruationsblutung mit krampfartigen Unterbauchschmerzen.

Ursachen

Unterschiedliche Ursachen möglich.

Die Ursachen können sehr unterschiedlich sein:

- Endometriose (☞ 7.3.1)
- Uterus: Fehlbildungen, Lage- und Formanomalien oder
  Myome (☞ 7.3.3)
- Störungen des Hormongleichgewichtes
- Psychische Faktoren (sehr häufig)
- Intrauterinpessar (☞ 3.3.3)
- Entzündungen (☞ 5)
- Abflußbehinderungen durch einen zu engen Zervikalkanal.

Therapie

Therapie der Dysmenorrhoe ist ursachenbezogen.

Die Therapie richtet sich nach der Ursache:

- Operative Korrektur von Lage- und Formanomalien und
  Mißbildungen
- Gabe von Hormonen bei Störungen des Hormonhaushal-
  tes oder Endometriose
- Psychotherapie bei psychogener Dysmenorrhoe
- Behandlung von Entzündungen
- Eventuell Entfernung der Spirale und Wechsel auf ein an-
  deres Verhütungsmittel.

Ist eine kausale Therapie unmöglich oder ungenügend, muß
symptomatisch mit Schmerzmitteln (Analgetika) und krampf-

lösenden Medikamenten (Spasmolytika, z.B. Buscopan ®) therapiert werden.

Pflege Manchen Frauen hilft die Bauchlagerung, in der das Blut aus der Gebärmutter besser abfließen kann. Ansonsten Wärmeflasche anbieten oder Hände auf den Bauch legen und »in den Bauch atmen« lassen.

4.4 Sterilität

- Sterilität: Unfruchtbarkeit der Frau oder des Mannes.
- Infertilität: Unfähigkeit, ein befruchtetes Ei bis zur Geburt auszutragen.
- Sterile Ehe: trotz regelmäßigem, ungeschütztem Geschlechtsverkehr tritt innerhalb eines Jahres keine Schwangerschaft ein.

❹ Unter Sterilität versteht man Unfruchtbarkeit. Unabhängig davon, ob die Ursache bei dem Mann oder bei der Frau liegt, findet eine Konzeption (Befruchtung des Eies) nicht statt. Davon abzugrenzen ist die **Infertilität,** die Unfähigkeit eine Leibesfrucht auszutragen.

Von einer sterilen Ehe spricht man, wenn bei regelmäßigem Geschlechtsverkehr ohne Verhütungsmaßnahmen innerhalb von einem Jahr keine Schwangerschaft eintritt. Ungefähr jede 7. Ehe in Deutschland bleibt ungewollt kinderlos.

Die Ursachen liegen zu
- 50 % bei der Frau
- 30 % beim Mann
- 20 % bei beiden oder die Ursache bleibt ungeklärt.

Ursachen

Ursache einer Sterilität ist meistens organbezogen. Am häufigsten ist die ovarbedingte Sterilität.

Die Ursachen der Sterilität bei der Frau sind meistens organbezogen:
- Bei der **ovar bedingten Sterilität** durch Unter- oder Fehlfunktionen der Eierstöcke findet kein oder zu selten ein Eisprung statt. Sie ist mit ca. 35 % die häufigste Ursache einer Sterilität.
- Die **tubar bedingte Sterilität** entsteht durch Verklebungen der Eileiter nach Entzündungen, durch Endometrioseherde (☞ 7.3.1) oder Motilitätsstörungen und ist in ca. 30 % der Fälle die Ursache.
- Die **zervikal bedingte Sterilität** ist verursacht durch Vernarbungen des Zervikalkanales nach Operationen oder Entzündungen. Auch kommt die Bildung von Antikörpern gegen die Spermien vor oder eine Veränderung des Zervikalsekretes, durch das die Spermienwanderung erschwert ist. In ca. 17 % ist sie die Ursache der Sterilität.
- Bei Uterusfehlbildungen, Uterusgeschwüren oder Störungen der Gebärmutterschleimhaut spricht man von **uterin bedingter Sterilität.** Sie ist in ca. 11 % der Fälle die Ursache.

- Die **vaginal bedingte Sterilität** durch Entzündungen oder Fehlbildungen ist selten.
- **Psychische Ursachen** liegen in der Ablehnung der Mutterrolle, einem übersteigertem Kinderwunsch oder einer problematischen Partnerschaft.
- **Erkrankungen** wie Diabetes mellitus, Schilddrüsenerkrankungen, Anorexia nervosa, Tumoren der Hypophyse, und besonders Alkoholismus, Nikotin-, Drogen- oder Medikamentenmißbrauch.

Diagnostik

- Gynäkologische Untersuchung mit Abstrichen
- Messung der Basaltemperatur
- Hormontests
- Untersuchung des Zervixschleims
- Chromopertubation
- Hysteroskopie.

Für die gezielte Therapie sind die genaue Krankengeschichte des Ehepaares und insbesondere die Zyklusanamnese und Sexualanamnese von Bedeutung. Die nächsten Untersuchungen erfolgen, wenn die jeweils vorhergehende Untersuchung keine Klärung brachte, in dieser Reihenfolge:

- **Gynäkologische Untersuchung** mit zytologischen und mikrobiologischen Abstrichen.
- **Spermiogramm** (Untersuchung der Spermien). Da dies eine relativ wenig belastende Untersuchung ist, sollte sie frühzeitig erfolgen, um der Frau weitere Untersuchungen zu ersparen.
- Messen der **Basaltemperatur** über mehrere Zyklen.
- **Hormontests:** Durch von außen zugeführte Hormone läßt sich die Reaktionsfähigkeit der Gebärmutterschleimhaut überprüfen.
- **Untersuchung des Zervixschleimes:** Durch verschiedenartige Testverfahren wird die Verträglichkeit der Spermien mit dem Zervixschleim überprüft.
- **Diagnostische Laparoskopie mit Chromopertubation:** Die Durchgängigkeit der Eileiter wird überprüft, indem über ein Sonde im Zervikalkanal Methylenblau mit Druck in die Uterushöle geleitet wird. Bei Durchgängigkeit der Eileiter muß die Farbe in die freie Bauchhöhle laufen, welches laparoskopisch kontrolliert wird.
- **Hysteroskopie** (Spiegelung der Gebärmutter) zur Abklärung von Tumoren, Verwachsungen, Fehlbildungen.

Therapie

Therapie je nach Ursache.

Organisch bedingte Ursachen können operativ beseitigt werden. Bei Hormonstörungen muß der Zyklus durch von außen zugeführte Hormone unterstützt werden. Psychische Störungen bedürfen u.U. einer psychotherapeutischen Behandlung beider Partner.

Zwei Methoden
der künstlichen
Befruchtung:

- Insemination
- In-vitro-Fertilisation.

Künstliche Befruchtung

❺ Zur künstlichen Befruchtung stehen zwei Methoden zur Verfügung:

- **Insemination** (Besamung): Das gereinigte Sperma wird direkt in die Gebärmutter (intrauterine Insemination), in den Gebärmutterhals (intrazervikale Insemination) oder vor den Muttermund eingebracht. Sinnvoll ist diese Methode, wenn der Zervixschleim für die Spermien nicht durchgängig ist, Antikörper gegen die Spermien im Zervixschleim vorkommen, die Spermaqualität unzureichend ist oder die Sterilitätsursache ungeklärt bleibt. In Deutschland ist eine Insemination nur mit dem Sperma des Partners erlaubt.

- **In-vitro-Fertilisation** (IVF): Durch homonelle Stimulation werden mehrere Follikel zur Reifung angeregt. Anschließend werden diese unter Ultraschallkontrolle abpunktiert und im Reagenzglas mit den Sperma des Mannes zusammengegeben. Im Brutschrank reifen die Embryonen heran und werden dann mit einem dünnen Katheter in die Gebärmutterhöhle eingesetzt. Die Patientin sollte nicht älter als 40 Jahre sein.

⁉ Übungsfragen

❶ Erklären Sie die Begriffe: Menorrhagie, Polymenorrhoe, Brachymenorrhoe, Hypermenorrhoe!

❷ Erklären Sie den Begriff Amenorrhoe, welche Formen werden unterschieden?

❸ Erklären Sie den Begriff Dysmenorrhoe, welche Ursachen kann sie haben?

❹ Welche Ursachen der Sterilität gibt es?

❺ Welche Methoden der künstlichen Befruchtung kennen Sie?

5 Entzündliche Erkrankungen

Begünstigende
Faktoren für
Entzündungen:
- Verändertes
  Scheidenmilieu
- Mangelnde
  Intimhygiene
- Abwehrschwäche.

Über die Scheide sind die inneren Geschlechtsorgane direkt mit der Außenwelt verbunden. Bei verändertem Scheidenmilieu, ungenügender Intimhygiene oder Abwehrschwäche des Organismus können Keime vom äußeren Genital in obere Abschnitte wandern und dort, z.B. an Uterus oder Tuben, Entzündungen verursachen. Man spricht von **aufsteigenden Infektionen**. Die Folgen können Sterilität oder auch – bei Keimbesiedlung des Bauchfells – eine lebensbedrohliche Peritonitis sein.

5.1 Vulvitis

Eine Vulvitis entsteht meist auf vorgeschädigter Haut durch:
- Mechanische oder chemische Reizung
- Infektionen
- Endogene Ursachen.

❶ Die Vulva ist ein Teil der äußeren Haut und produziert neben den Achselhöhlen den meisten Schweiß. Über Sekrete aus der Scheide wird sie zusätzlich angefeuchtet. Durch ihre Nachbarschaft zum Darmausgang ist sie stark mit Keimen besiedelt. Eine **Vulvitis** (Entzündung der Vulva) entsteht meistens auf der vorgeschädigten Haut.

Ursachen
- Schädigung der Haut durch
  - chemische Reizung durch zu scharfe Waschmittel, Seifen, Deodorantien oder ständige Einwirkung von Urin z.B. bei Blasenfisteln oder Inkontinenz
  - mechanische Reizung durch enge Hosen, zu harte Vorlagen, intensiven und sehr häufigen Geschlechtsverkehr.
- Infektionen mit
  - Bakterien,
    z.B. Staphylokokken, Streptokokken, *Escherichia coli*
  - Pilzen z.B. Candida albicans
  - Viren, Würmern, Trichomonaden oder Filzläusen.
- Endogene Ursachen, die auch zur Änderung der Hauteigenschaften führen, z.B. Diabetes, Östrogenmangel, Blutkrankheiten, Vitaminmangel.

Klinik

Kardinalsymptome
der Entzündung.

Die typischen Entzündungszeichen treten auf: Rötung, Schwellung, Überwärmung und Schmerzen, zusätzlich starker Juckreiz und Brennen.

Therapie

Ursache beseitigen,
Entzündungs-
hemmende Therapie.

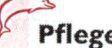

- *Ursachen beseitigen:* Reizungen weglassen, Allgemeinerkrankungen behandeln, Infektionen mit Antibiotika oder Antimykotika therapieren.
- *Symptomatische Therapie:* Sitzbäder mit Kamille oder Eichenrinde, entzündungshemmende Salben.

Pflege

Intimpflege nicht mit Seife. Nach dem Sitzbad mit weichem Handtuch oder Kompressen vorsichtig abtupfen. Nicht reiben! Handtuch nur einmal verwenden.

Bartholinitis

Entzündung der
Glandula vestibularis
major durch Sekretstau:
- Labienschwellung
- Massive Schmerzen.

Im Bereich der Vulva befinden sich die BARTHOLIN-Drüsen (Glandulae vestibulares majores). Durch Verklebung des Ausführungsgangs kann das dort gebildete Sekret nicht mehr abfließen, und es bildet sich eine bis zu 5 cm große Zyste. Es kommt zur einseitigen Schwellung der Labien und Entzündungszeichen mit starken Schmerzen.

Therapie

Marsupialisation.

Die Zyste muß operativ komplett entfernt werden. Bei einer Infektion wird die Zyste eröffnet und die Innenseite der Zyste mit der Haut an der großen Schamlippe vernäht: **Marsupialisation** (lat. marsupium = Beutel). Dadurch besteht eine Verbindung zur Körperoberfläche, und das entzündliche Sekret kann abfließen.

Pflege

Weiches Sitzkissen (streng patientinnenbezogen verwenden!) anbieten. Keinen Sitzring verwenden, da dabei der Blutabfluß aus dem Imtimbereich vermindert wird.

5.2 ━━ Pruritus vulvae

Pruritus vulvae ist ein Symptom für unterschiedliche Erkrankungen im Genitalbereich.

Der Juckreiz im Bereich der Scheide, Pruritus vulvae, ist ein **Leitsymptom** und hat viele Ursachen.

Ursachen

Neben den gleichen Auslösern wie bei der Vulvitis gibt es weitere Ursachen:

- Allergische Reaktionen
- Gewebeschrumpfung bei Östrogenmangel, insbesondere nach der Menopause
- Psychische Belastungen
- Karzinome.

Klinik

Quälender Juckreiz

Die Haut der Vulva ist trocken, spröde und unelastisch, und es besteht ein quälender Juckreiz, der mit Störungen des Allgemeinbefindens einhergehen kann. Bei der Untersuchung fallen Hautverletzungen durch Kratzen auf, die sich entzünden können.

Therapie

Grunderkrankung behandeln.

Die Therapie entspricht im wesentlichen der Therapie bei der Vulvitis in der Behandlung der Grunderkrankung und der Anwendung von Östrogensalben bei Östrogenmangel. Zur Unterdrückung des Juckreizes gibt es Juckreiz mildernde Salben, die gegebenenfalls mit lokalen Betäubungsmitteln versetzt sind.

5.3 ━━ Fluor genitalis

Veränderung des Scheidenmilieus durch:

- Östrogenmangel
- Mangel an Milchsäurebakterien
- Vaginalduschen
- Intimdeos
- Allgemeinerkrankungen.

Das physiologische **Scheidenmilieu** (☞ 2.3.1) wird am häufigsten gestört durch Östrogenmangel oder Mangel bzw. Schädigung der Milchsäurebakterien, z.B. durch Antibiotikatherapie, Vaginalduschen, Intimdeos sowie Allgemeinerkrankungen (z.B. Diabetes mellitus).

Einteilung des Fluor genitalis

Fluor	physiologisch	pathologisch
Vulvär	sexuelle Erregung	Entzündung
Vaginal	sexuelle Erregung Schwangerschaft	Fremdkörper Scheidenspülung Entzündung
Zervikal	Zyklusabhängig	Entzündung Tumor
Korporal	nie	Schwangerschaftsreste Karzinom Intrauterinpessar Entzündung
Tubar	nie	Karzinom

❷ Ausfluß (Fluor genitalis) tritt physiologisch in bestimmten Zyklusphasen und bei sexueller Erregung vermehrt auf. Fluor kann aber auch Ausdruck einer Erkrankung sein und kann aus allen Abschnitten des Genitaltraktes kommen.

Die Farbe, der Geruch und die Menge des Fluors können variieren. Dünnflüssiger, klarer Fluor ist meist physiologisch. Bei blutigem, eitrigem und überriechendem Fluor muß abgeklärt werden, ob ein bösartiger Tumor die Ursache ist.

Physiologischer Fluor ist dünnflüssig und klar. Blutiger, eitriger, überriechender Fluor hat Krankheitswert.

Aussehen und Geruch deuten auf bestimmte Erreger hin:

Differentialdiagnose Fluor

Befund	Ursache
klar, ohne Geruch	Östrogenstimulation (z.B. Zyklusmitte), Ektopie, Zervixpolypen, psych. Streß
weiß-gelblich, cremig	V.a. Candida-Infektion
gelb-grünlich, schaumig	V.a. Trichomoniasis
grau, wäßrig	V.a. Kolpitis durch Kokken oder *Haemophilus vaginalis* (syn. *Gardnerella vaginalis*)
braun, blutig, wäßrig	V.a. Malignom
gelblich, serös gelblich	V.a. Parasiten V.a. Urogenitaltuberkulose
bräunlich, überriechend	V.a. Fremdkörper (z.B. vergessener Tampon)
eitrig	V.a. Gonorrhoe

Die **Therapie** des Fluor richtet sich jeweils nach der Ursache.

5.4 Kolpitis

Unterscheidung von primärer und sekundärer Kolpitis.

Zwei Arten von Entzündungen der Vagina (Kolpitis) werden unterschieden:

- **Primäre Kolpitis:** Keime stören das Scheidenmilieu so, daß es zu einer Entzündung der Scheide kommt. Dies geschieht eher selten.

Risikofaktoren:
- Schwangerschaft
- Diabetes mellitus
- Einnahme der Pille
- Antibiotikatherapie.

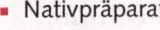

Typisch ist vermehrter, übelriechender Fluor, Rötung und Juckreiz.

■ **Sekundäre Kolpitis:** Das Scheidenmilieu ist bereits gestört und Keime können sich ausbreiten.

Schwangerschaft, Diabetes, Einnahme der Pille und antibiotische Therapie begünstigen besonders die Soorkolpitis.

Klinik

■ Leitsymptom ist vermehrter, meist übelriechender Fluor.
■ Der Scheideneingang und die Scheide sind stark gerötet und geschwollen.
■ Starker Juckreiz tritt meist nur bei der Soorkolpitis auf.
■ Je nach Erreger findet sich ein unterschiedlicher Fluor ☞ Tabelle.

- Nativpräparat
- Amintest.

Diagnostik

Bakteriologische Abstriche zur genauen Keimdifferenzierung. Mit einem sterilen Tupfer wird Sekret aus der Scheide entnommen und in ein dafür vorgesehenes Röhrchen mit Nährboden gegeben. Nativpräparat (☞ 1.5.1): Bakterien, Hefepilze und Trichomonaden sind so sofort unter dem Mikroskop sichtbar. Zusätzlich erfolgt der Amin-Test (☞ 1.5.1).

Primäre Kolpitis
→ Antibiotika.
Sekundäre Kolpitis
→ zusätzlich die Ursache für die Störung des Scheidenmilieus beseitigen.

Therapie

Die Infektion wird mit Antibiotika therapiert. Bei der sekundären Kolpitis sollte zusätzlich die Ursache der Störung des Scheidenmilieus beseitigt werden. Um Neuinfektionen vorzubeugen, wird der Geschlechtspartner mitbehandelt.

Pflege

Bei Juckreiz äußerliche Spülung, z.B. mit Kamillosan®, anbieten. Patientinnen auf korrekte Intimpflege aufmerksam machen, um eine erneute Infektion zu vermeiden. Keine Vorlagen mit Plastikfolien verwenden, da diese zu vermehrtem Schwitzen führen und damit eine »feuchte Kammer« begünstigen. Auf kochfeste reine Baumwollwäsche hinweisen.

Kolpitis senilis

Atrophie der Vaginalschleimhaut durch Östrogenmangel mit weißlich, blutigem Fluor.

❸ Durch Östrogenmangel kommt es zur Atrophie der Vaginalschleimhaut und Absonderung eines weißlichen und blutigen Fluors. Es liegt primär keine Keimbesiedlung vor.

Therapie
Östrogensalben.

Die Therapie besteht in der Gabe von Östrogensalben oder Vaginalzäpfchen.

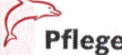

Pflege

Die Patientin darüber informieren, daß sie Vaginalzäpfchen zur Nacht einführt oder danach mindestens 30 Minuten liegen bleibt, damit sie einwirken können. Ältere Patientinnen bei der Verabreichung von Vaginaltabletten und -salben genau anleiten und ggf. unterstützen.

5.5   Entzündungen des Uterus

Die Entzündungen sind nach dem jeweiligen Ort der Entzündung benannt.

Im Bereich des Uterus können folgende Entzündungen auftreten:

- Entzündung der Zervix   *Zervizitis*
- Entzündung des Endometriums   *Endometritis*
- Entzündung der Muskulatur   *Myometritis*
- Entzündung des Beckenbindegewebes   *Parametritis.*

5.5.1   Zervizitis

Am häufigsten ist eine Zervizitis durch Chlamydien verursacht.

Die Zervizitis ist eine seltene Entzündung, bei der es zu blutigem Ausfluß kommt. Sie wird wie eine Scheideninfektion behandelt. Am häufigsten handelt es sich um eine **Chlamydieninfektion.**

Die **Symptome** sind Zwischenblutungen, Brennen beim Wasserlassen (häufig ist die Harnröhre mitbefallen), mitunter Ausfluß begleitet mit Unterbauchschmerzen.

Klinik
- Zwischenblutungen
- Blutiger Ausfluß
- Evtl. Brennen beim Wasserlassen.

Wichtig für die **Diagnosestellung** ist ein spezieller Chlamydienabstrich für die Mikrobiologie, die Blutentnahme für die serologische Untersuchung auf Chlamydien und die gynäkologische Untersuchung, bei der typischerweise eine gerötete Portio auffällt. Differentialdiagnostisch muß an die Gonokokkeninfektion gedacht werden (☞ 6.1.1).

Diagnostik
Spezieller Clamydienabstrich notwendig.

Die Therapie umfasst Antibiotika (Tetracyclin oder Erythromycin), wobei der Partner unbedingt mitbehandelt werden muß. Bei Chlamydieninfektion in der Schwangerschaft ☞ 11.6.2.

5.5.2   Endometritis und Myometritis

Endometritis und Myometritis treten meist nur im Wochenbett auf.

Durch die zyklusabhängige Abstoßung der Gebärmutterschleimhaut tritt eine Endometritis und Myometritis meistens nur im Wochenbett auf, wenn Keime aus der Scheide in die Gebärmutter aufsteigen oder Bakterien (nur Tuberkulosebakterien!) über das Blut oder aus den Eierstöcken (bei einer Adnexitis) in die Gebärmutter gelangen.

5.5.3 Parametritis

Das Parametrium ist das Beckenbindegewebe. Durch Verletzungen des inneren Genitales, z.B. bei Operationen oder Eierstock- und Eileiterentzündungen, können Keime ins Beckenbindegewebe gelangen.

Klinisch zeigen sich starke Unterbauchschmerzen und Fieber. Bei der gynäkologischen Untersuchung tastet sich das Beckenbindegewebe derb.

Bei Abszeßbildung muß der Abszeß **operativ** entfernt werden. Sonst reicht eine Therapie mit Antibiotika und entzündungshemmenden Medikamenten aus.

5.6 Adnexitis

❹ In der Gynäkologie werden unter dem Begriff **Adnexe** (Anhangsgebilde) Ovar und Tuben bezeichnet, die »Anhänge« des Uterus. Viele Erkrankungen betreffen nämlich Ovar und Tube gleichzeitig. Nach den entzündeten Organen unterscheidet man:

Entzündung der Eileiter	*Salpingitis*
Entzündung der Eierstöcke	*Oopheritis*
Entzündung der Eileiter und Eierstöcke	*Adnexitis.*

Die Adnexitis tritt bei 10–15 % der sexuell aktiven Frauen auf, meistens im Alter von 15–20 Jahren.

Meistens handelt es sich um eine aufsteigende Infektion (Chlamydien, Gonokokken, Anaerobier) aus der Vagina. In 40 % der Fälle liegt eine Chlamydieninfektion vor! Auch ist ein Keimübertritt bei Infektionen der Nachbarorgane, z.B. bei Appendizitis möglich. Über den Blutweg kann es zu einer Infektion mit Tuberkulosebakterien (☞ 5.7) kommen.

Begünstigende Faktoren sind das Wochenbett, die Menstruation, Intrauterinpessare und operative Eingriffe am Genitale (z.B. Ausschabung).

Klinik

- Meist seitenbetonter starker Schmerz im Unterbauch
- Fieber
- Übelriechender Fluor
- Übelkeit und Erbrechen durch die gleichzeitige Bauchfellentzündung.

Je nach Ausbreitung unterscheidet man:
- Salpingitis
- Oopheritis
- Adnexitis.

Begünstigende Faktoren der Adnexitis, die meist ein aufsteigende Entzündung ist:
- Wochenbett
- Menstruation
- IUP
- Operative Eingriffe.

Diagnostik

- Gynäkolosche Untersuchung
- Labor
- Mikrobiologischer Abstrich
- Vaginaler Ultraschall.

- *Gynäkologische Untersuchung:* Eileiter bzw. Eierstöcke sind tastbar verdickt. Das Bewegen des Gebärmutterhalses verursacht Schmerzen (Portioverschiebeschmerz).
- *Labor:* Erhöhung der Leukozyten, Blutsenkung und CRP. Bestimmung des β-HCG im Blut, um eine Eileiterschwangerschaft auszuschließen.
- *Mikrobiologische Abstriche,* dabei unbedingt an Chlamydienabstriche denken!
- *Vaginaler Ultraschall.*
- Die wichtigsten *Differentialdiagnosen* sind die Appendizitis bei Schmerzen auf der rechten Seite sowie die Eileiterschwangerschaft. Eine operative Therapie darf nicht unnötig verzögert werden.

Appendizitis und Eileiterschwangerschaft (HCG-Kontrolle) sind die wichtigsten Differentialdiagnosen.

Therapie

Frühzeitige Antibiotikatherapie.

Um eine Verklebung der Eileiter zu verhindern, muß frühzeitig eine antibiotische Therapie begonnen werden. Zusätzlich antientzündliche Therapie, z.B. mit Voltaren®.

Komplikationen

- Sterilität durch Eileiterverklebung
- Peritonitis
- Hydrosalpinx
- Pyosalpinx
- Abszeßbildung
- Gefahr der Chronifizierung bei ungenügender Therapie.

- Verklebung der Eileiter mit der Folge der Sterilität
- Bauchfellentzündung (Peritonitis) → Lebensgefahr!
- Abszeßbildung im Becken → Ansammlung von Eiter
- Flüssigkeitsansammlung im Eileiter (Hydrosalpinx)
- Eiteransammlung im Eileiter (Pyosalpinx).

Wird die Erkrankung nicht ausbehandelt, kann sie in eine **chronische Form** übergehen mit ständig wiederkehrenden Unterbauchschmerzen. Die Gefahr der Eileiterschwangerschaft und der Sterilität wird durch Verklebungen und Verwachsungen erhöht.

Pflege

Die Adnexitis ist eine ernste Krankheit. Die Patientinnen haben strenge Bettruhe, Temperatur und Vitalzeichen müssen regelmäßig kontolliert werden. Bei Fieber ausreichend Flüssigkeit anbieten. An bauchdeckenentlastende Lagerung mit Knierolle denken. Die Vorlagen sind als infektiös zu betrachten.

5.7 ▪ Genitaltuberkulose

Gilt als offene
Tuberkulose und ist
meist symptomlos.

In Deutschland ist diese Form der Tuberkulose sehr selten. Bei der Genitaltuberkulose gelangen die Tuberkulosebakterien über das Blut von den Ausgangs- (= Primär-) herden der Lunge oder des Darmes in den Genitaltrakt.

Die Genitaltuberkulose zählt zu den **offenen** Tuberkulosen (Ausscheidung von Tuberkulosebakterien über das Menstrualblut) und muß dem Gesundheitsamt gemeldet werden.

Die Genitaltuberkulose ist meist **symptomlos!** Im fortgeschritten Stadien kommt es zu unspezifischen Symptomen, wie Abgeschlagenheit, Nachtschweiß und Zyklusstörungen. Verkleben die Eileiter, ist die Patientin steril.

Diagnostik

Bei der gynäkologischen Untersuchung fallen beidseits verdickte Tuben auf. Im mikrobiologischen Abstrich können die Tuberkelbakterien nachgewiesen werden.

Therapie

Tuberkulostatika.

Die Therapie erfolgt mit spezifischen Tuberkulostatika. Die Heilungsrate liegt bei 70–90 %.

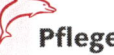

Pflege

Binden und Tampons sind hochinfektiös und müssen gesondert entsorgt werden.

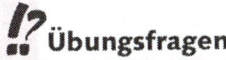

⁉️ Übungsfragen

❶ Welche Ursachen der Vulvitis gibt es, und wie sind sie therapierbar?

❷ Welche verschiedenen Fluorarten kennen Sie?

❸ Was ist eine Kolpitis senilis und wie wird sie therapiert?

❹ Was ist eine Adnexitis, und welche Ursachen gibt es?

6 Sexuell übertragbare Krankheiten

Bei den sexuell übertragenen Krankheiten (englisch: sexual transmitted diseases = STD) werden die vier klassischen Geschlechtskrankheiten von **sexuell übertragenen Infektionen** unterschieden.

6.1 Meldepflichtige Geschlechtskrankheiten

- Lues
- Gonorrhoe
- Ulcus molle
- Lymphogranuloma inguinale.

Bei den sog. *klassischen* Geschlechtskrankheiten, **Lues, Gonorrhoe, Ulcus molle** und **Lymphogranuloma inguinale**, besteht eine anonyme Meldepflicht gegenüber dem Gesundheitsamt. Nur Patientinnen, die die Therapie verweigern, werden namentlich dem Gesundheitsamt gemeldet.

6.1.1 Gonorrhoe

Neisseria gonorrhoea = Gonokokken.

Erreger der Gonorrhoe *(Tripper)* sind Gonokokken, die nach ihrem Entdecker NEISSER benannt sind: *Neisseria gonorrhoea.* Übertragen werden die Gonokokken durch Geschlechtsverkehr, sehr selten durch Schmierinfektion. Die Inkubationszeit beträgt 2–8 Tage.

Klinik

❶ Nach dem Ort des Befalles unterscheidet man die untere und obere Gonorrhoe (Abb. 6.1).

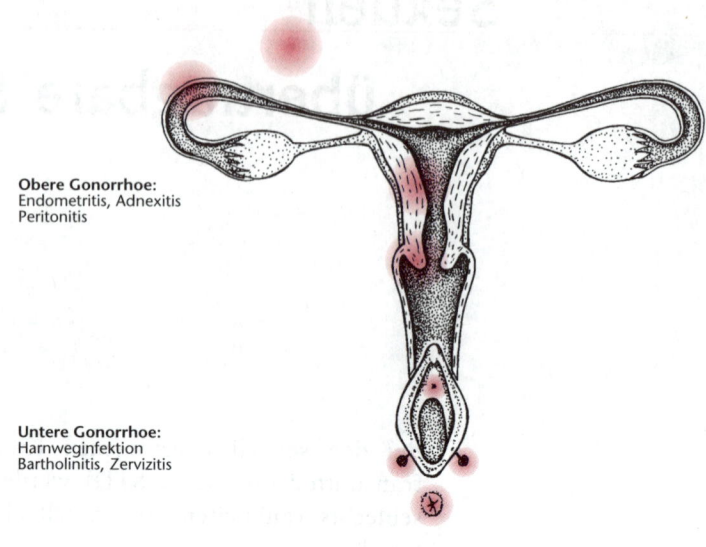

GR_Gyn/1_06.01_Gonorrhoe

Obere Gonorrhoe:
Endometritis, Adnexitis
Peritonitis

Untere Gonorrhoe:
Harnweginfektion
Bartholinitis, Zervizitis

Abb. 6.1
Gonorrhoe

Untere Gonorrhoe

- Harnweginfektion
- Zervizitis
- Bartholonitis.

In den meisten Fällen tritt eine Harnweginfektion mit Schmerzen beim Wasserlassen und häufigem Harndrang auf. Bei Befall der Zervix und den BARTHOLIN-Drüsen kommen hinzu:
- Eitriger Ausfluß
- Geröteter und schmerzhafter Scheideneingang
- Bei Darmbefall: Blut- und Schleimauflagerungen auf dem Stuhl.

Obere Gonorrhoe

- Adnexitis
- Gefahr der Peritonitis.

Durch eine weitere Ausbreitung kommt es zu einer Adnexitis mit:
- Unterbauchschmerzen
- Fieber
- Druckschmerzhafte Region bei der Untersuchung
- Bei Bauchfellbeteiligung: akutes Krankheitsbild! Gefahr der Ausbildung einer Sepsis.

Diagnostik

Gonokokken lassen sich mit Methylenblau anfärben.

Mikroskopische Untersuchung von Abstrichen des Gebärmutterhalses und der Harnröhre. Nach Anfärben mit Methylenblau stellen sich Gonokokken blau dar.

Therapie

Penicillin hochdosiert.

Penicillin in hoher Dosierung, wobei der Partner unbedingt mitbehandelt werden muß. Bei schwerem Verlauf strenge Bettruhe.

Komplikationen

Chronische Adnexitis mit Sterilität.

Die Infektion kann zur chronischen Adnexitis und damit zur Sterilität führen, ebenso können Eileiterschwangerschaften auftreten.

Bei der Entbindung können durch den infizierten Geburtskanal die Gonokokken auf das Kind übergehen und zu einer Infektion der Augen und zur Zerstörung der Hornhaut führen. Prophylaxe ☞ 12.5.2.

6.1.2 Lues (Syphilis)

Treponema pallidum.

❷ Erreger der Syphilis ist *Treponema pallidum (Spirochaeta pallida)*, der hauptsächlich durch Geschlechtsverkehr bei vorhandenem Primäraffekt oder intrauterin von der Mutter auf das Kind übertragen wird (☞ 11.6.2, Lues connata). Die Inkubationszeit beträgt 3–4 Wochen.

Klinik

Drei Stadien der Syphilis:
- Primäraffekt mit Ulcus durum
- Sekundärstadium mit Hautveränderungen, Condylomata lata
- Tertiärstadium mit Gummen, Befall innerer Organe, Neurolues.

Die Lues verläuft in drei Stadien und kann in ein chronisches Stadium übergehen, wenn sie nicht direkt therapiert wird.

Stadium I (Primäraffekt)

Nach ca. 3 Wochen entsteht ein schmerzloses derbes Geschwür (Ulcus durum, harter Schanker) mit Schwellung der benachbarten Lymphknoten an der Stelle der Primärinfektion. Nach ca. 6 Wochen bildet sich der Primäraffekt zurück.

Stadium II (Sekundärstadium)

Nach ca. 9 Wochen kommt es zur Erregerausbreitung im Blut. Die Folgen sind:
- Hautausschläge mit **Papeln** (kleinen Hautknötchen) und **Pusteln** (Eiterbläschen) am Körper.
- Im Genitalbereich breite warzenartige Hautknötchen, sog. **Condylomata lata,** und nässende Hautknötchen, die stark infektiös sind.
- Bei Kopfhautbefall Haarausfall.

Unbehandelt verschwinden die Hauterscheinungen meist nach ungefähr 1 Jahr.

Stadium III (Tertiärstadium)

Nach 2–5 Jahren oder später kommt es zu teilweise mit Krusten überzogenen knotigen Hautveränderungen, die einschmelzen und ulzerieren können, den sog. **Gummen**. Ein Befall innerer Organe, z.B. des Nervensystems, des Herzens, der Knochen ist heute eher selten. Bei ca. 8 % entsteht nach sehr langer Zeit, oftmals 20 Jahre nach der Infektion, eine irreversible **Neurolues** mit Persönlichkeitsveränderungen, neurologischen Ausfällen (Erblindung, Ertaubung).

Diagnostik

Direktnachweis der Spirochäten im Sekret.

Aus der Primärinfektionsstelle können die Spirochäten direkt nachgewiesen werden. Die Erkrankung kann serologisch ca. 3 Wochen nach der Infektion z.B. mit der WASSERMANNschen Reaktion nachgewiesen werden.

Therapie

Hochdosiert Penicillin.

Das Mittel der Wahl ist Penicillin hochdosiert in allen Stadien, wobei auch der Partner mitbehandelt werden muß.
Bei Lues in der Schwangerschaft ☞ 11.6.2.

6.1.3 Ulcus molle (weicher Schanker)

Haemophilus ducreyi
- Geschwüre sind druckschmerzhaft
- Lymphknoten geschwollen

Haemophilus ducreyi ist der Erreger des weichen Schankers, der in Deutschland nur noch sehr selten auftritt. Meist wird die Erkrankung aus fernöstlichen Ländern durch den Sextourismus eingeschleppt. Die Inkubationszeit beträgt 2–5 Tage.
- Es bilden sich druckempfindliche Geschwüre an der Vulva mit schmerzhaft geschwollenen Lymphknoten.
- Abzugrenzen ist die Infektion von der Lues, bei der die Geschwüre nicht schmerzhaft sind.

- Erreger im Sekret nachweisbar
- Antibiotikagabe.

- Der Erreger wird in der Kultur aus dem Sekret der Geschwüre nachgewiesen.
- Therapiert wird die Erkrankung mit Antibiotika, z.B. Bactrim ®. Der Partner sollte mitbehandelt werden.

6.1.4 Lymphogranuloma inguinale

Chlamydia trachomatis
- Schmerzhafte Lymphknoten
- Erreger im Sekret nachweisbar
- Hochdosierte Antibiotikagabe.

❸ Ebenso ist die Erkrankung Lymphogranuloma inguinale in Mitteleuropa selten, deren Erreger *Chlamydia trachomatis* ist. Die Inkubationszeit beträgt 2–4 Wochen.

Die Infektion verursacht **schmerzhafte Lymphknoten**, die vereitern und nach außen durchbrechen können. Durch die Verlegung der Lymphbahnen kommt es bis zum Lymphstau im Genitalbereich.

Der Erreger kann aus einem Abstrich über eine bestimmte Färbung (Giemsa) nachgewiesen werden oder über eine serologische Untersuchung (Komplementbindungsreaktion).

Die Therapie besteht aus Antibiotikagabe, z.B. Tetrazykline oder Erythromycin, wobei wiederum der Partner mitbehandelt werden muß.

6.2 Nicht meldepflichtige sexuell übertragbare Krankheiten

- Bakterien
- Viren
- Pilze
- Parasiten.

Weitere Krankheiten, die über den Geschlechtsverkehr übertragen werden können, unterliegen nicht der Meldepflicht. Hierzu zählen Infektionen oder Befall durch:

- Bakterien: *Gardnerella vaginalis,* Chlamydien, Mykoplasmen
- Viren: Herpes simplex Typ II, Cytomegalie-Virus, Humane Papillomaviren, HIV, Hepatitis-Viren
- Pilze: Candida albicans
- Parasiten: Trichomonaden, Filzläuse.

6.2.1 Bakterielle Infektionen

Infektionen mit Bakterien verursachen hauptsächlich (☞ 5) Kolpitiden und Vulvitiden.

6.2.2 Virale Infektionen des Genitales

Herpes genitalis

Häufigste Infektion im Genitalbereich.

❹ Herpes genitalis ist die häufigste virale Infektion im Genitalbereich. Erreger ist das Herpes Virus Typ II mit einer Inkubationszeit von 4–21 Tagen.

Klinik

- Brennen und Jucken im Scheidenbereich
- Kleine Bläschen auf gerötetem Untergrund
- Schmerzen beim Wasserlassen
- Vergrößerte Lymphknoten in der Leiste.

Diagnostik

Typische Symptome, Viren im Sekret nachweisbar.

Die Symptome und das klinische Bild sind typisch. Der Nachweis der Viren erfolgt in speziellen Zellkulturen über einen Abstrich aus dem Bläscheninhalt. Nach der Infektion lassen sich Antikörper im Blut nachweisen.

Therapie

Aciclovir wirkt nur symptomatisch, nicht heilend.

Aciclovir (Zovirax®) lokal, bzw. bei ausgedehntem Befall systemisch. Die in den Nervenknoten festgesetzten Viren werden dabei nicht eliminiert. Die Therapie ist also lediglich symptomunterdrückend, aber nicht heilend! Bei einer Schwäche der Immunabwehr (Allgemeinerkrankung, Grippe, Streß) werden die Viren wieder aktiviert.

Problematisch ist eine Erstinfektion in der Schwangerschaft (☞ 11.6.2).

Cytomegalie-Virus

Das Cytomegalie-Virus gehört auch zu der Gruppe der Herpes-Viren und spielt vom Krankheitswert v.a. in der Schwangerschaft (☞ 11.6.2) oder bei Immunabwehrgeschwächten eine Rolle.

Papillomaviren (Hautwarzen)

☞ 7.1.1, Condylomata acuminata

HIV/AIDS

HIV – der Erreger, AIDS – das Vollbild der Erkrankung.

Der Erreger der Erkrankung ist das Human Immunodeficiency Virus/Humanes Immundefekt-Virus (HIV Typ 1,2,0). AIDS, Aquired Immuno Deficiency Syndrom (Erworbenes Immundefekt-Syndrom) ist nur das Vollbild der Erkrankung. Übertragen wird das Virus hauptsächlich über Sperma, Vaginalsekret und Blut. Die Inkubationszeit kann zwischen 2 und 12 Jahren liegen.

Klinik

Vier Stadien mit unterschiedlicher Ausprägung möglich.

Die Erkrankung kann in verschiedenen Stadien verlaufen:
- *Stadium I:* Grippale akute Erkrankung ca. 2–3 Wochen nach der Infektion.
- *Stadium II:* Asymptomatisch, aber beginnender Gewichtsverlust, Fieber, Nachtschweiß, Durchfall, Leistungsknick.
- *Stadium III:* Generalisierte Lymphknotenschwellung mit Fieber über 38,5 °C, Haut- und Schleimhautveränderungen und bestimmten Infektionen (Herpes zoster, Candida).
- *Stadium IV:* Die eigentliche Erkrankung AIDS. Aufgrund des Zusammenbruchs des Immunsystems treten schwere opportunistische Infektionen und Malignome (z.B. KAPOSI-Sarkom) auf.

Nachweis der Antikörper.
Keine heilende Therapie bekannt.

Die Diagnose läuft über den Nachweis der gebildeten Antikörper und dem direktem Virusnachweis.

Eine heilende Therapie gibt es derzeit nicht. Sie beschränkt sich auf die Gabe von antiviralen Medikamenten und in der Prophylaxe von opportunistischen Infektionen.

Hepatitis-Viren

☞ 11.6.2, Infektionskrankheiten in der Schwangerschaft.

6.2.3 Pilzinfektionen

Candida albicans

Häufigste Pilzerkrankung im Genitalbereich.

Candida albicans ist die häufigtse Pilzinfektion im Genitalbereich. Sie kann die Vagina und übergreifend die Vulva befallen.

Klinik und Diagnostik

- Juckreiz
- Rötung
- Weißliche, abwischbare Beläge.

Auffällig sind der quälende Juckreiz und meist kleine rote Pünktchen. Später zeigen sich typische weißliche Beläge, die abwischbar sind. Der Nachweis erfolgt über ein Nativpräparat unter dem Mikroskop.

Therapie

Konsequente Anwendung von antimykotischen Salben.

Äußerliche Anwendung von mykotischen Salben bzw. Vaginalzäpfchen: Imidazolderivate, z.B. Canesten®. Ebenso muß der Partner behandelt werden.

Pflege

Sorgfältige Hygiene mit Einmalwaschlappen; Haut nach dem Waschen gut abtrocknen. Bei adipösen Patientinnen zusätzlich Kompressen in die Leisten legen, um das Gebiet trocken zu halten.

6.2.4 Parasiten

Trichomonaden

Trichomonaden besiedeln die Vagina, bilden typischen Fluor.

Trichomonas vaginalis gehört zu den Protozoen und besiedelt v.a. die Vagina, was zu einer Trichomonadenkolpitis führt. Die Inkubationszeit beträgt 2–24 Tage.

Klinik

Die Vaginalwand ist gerötet, und es bildet sich ein typischer **gelb-grünlicher, schaumiger Fluor.** Zusätzlich kommen Beschwerden beim Wasserlassen hinzu.

Diagnostik

Im Nativpräparat nachweisbar.

❺ Die Parasiten lassen sich im Nativpräparat (☞ 1.5.1) direkt nachweisen.

Therapie

Antibiotikatherapie.

Die Patientin und ihr Partner werden mit Antibiose (Metronidazol = Clont®) behandelt.

Filzläuse

Vorkommen bei ungenügender Hygiene.

Filzläuse (Phthirus pubis, Abb. 6.2) besiedeln das äußere Genital bei mangelnder Hygiene. Die Inkubationszeit liegt zwischen 3–6 Wochen.

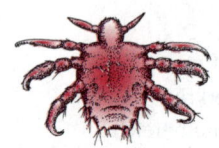

Abb. 6.2 Filzlaus

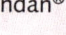

Klinik und Diagnostik

Juckreiz mit bläulichen Flecken. Tiere sind direkt nachweisbar.

Im Vordergrund stehen Juckreiz und bläuliche Flecken an den befallenen Stellen. Die Nissen sitzen in den Schamhaaren (kleine weißliche Pünktchen), manchmal auch in den Achselhaaren und im übrigen Körperhaar und können direkt nachgewiesen werden.

Therapie

Lindan®

Die Therapie besteht aus Lindan®, verbunden mit gründlicher Hygiene der Haut und regelmäßigem Wechsel der Wäsche.

⁉ Übungsfragen

❶ Beschreiben Sie die Symptome der unteren und der oberen Gonorrhoe!

❷ Welche Stadien der Lues kennen Sie, und welche Symptome treten in den verschiedenen Stadien auf?

❸ Durch welchen Erreger wird das Lymphogranuloma inguinale hervorgerufen?

❹ Wie äußert sich eine Infektion mit Herpes genitalis, und wie wird sie therapiert?

❺ Wie werden Trichomonaden nachgewiesen?

7 Tumorerkrankungen

Folgende Tabellen geben einen Überblick über das Auftreten gutartiger (benigner) und bösartiger (maligner) Tumoren des weiblichen Genitales.

Häufigkeit gutartiger Tumoren

Lokalisation	Art	Altersgipfel	Auftreten
Ovar	Zyste	nur während der Geschlechtsreife	häufig symptomlos
	Kystom, serös	30.–45. LJ	50 % aller Ovarialtumoren
	Kystom, muzinös	45.–60. LJ	10 % aller Ovarialtumoren
	Dermoid	20.–30. LJ	20 % aller Ovarialtumoren
	Keimstrangtumor	alle Altersstufen	8 % aller Ovarialtumoren
Tube	Myom, Adenom, Fibrom, Lipom		sehr selten
Uterus	Korpuspolyp	Klimakterium	12 % aller Frauen betroffen
	Zervixpolyp	Geschlechtsreife	20 % aller Frauen betroffen
	Myom	30.–50. LJ	30 % aller Frauen betroffen
	zervikale Retentionszyste	Geschlechtsreife	häufiger, symptomloser Tumor
Vagina	Kondylome	20.–35. LJ	2 % aller Frauen betroffen
	Myom, Fibrom	alle Altersstufen	selten
	Zyste	20.–45. LJ	selten
Vulva	Kondylome	20.–35. LJ	5 % aller Frauen betroffen
	Warze, Polyp	alle Altersstufen	selten
	Bartholinische Zyste, Abszeß	15.–35. LJ	5 % aller Frauen betroffen

Häufigkeit bösartiger Tumoren

Lokalisation	Art	Altersgipfel	Auftreten Häufigkeit	Erkrankungen je 100 000 Frauen/Jahr
Ovar	Karzinom	60.–70. LJ	11 %	15
Tube	Karzinom	55.–65. LJ	sehr selten	0,1
Uterus	Zervix-Dysplasie	28. LJ		
	Zervix-Ca in situ	35. LJ	12 %	15
	Zervix-Ca	55.–60. LJ	20 %	**28**
	Korpus-Ca	60.–65. LJ	17 %	**25**
	Uterus-Sarkom	55.–65. LJ	selten	0,5
Vagina	Karzinom	60.–70. LJ	2 %	1
Vulva	Karzinom	65. LJ	3 %	3
Mamma	Karzinom	40.–75. LJ	25 %	**67**

7.1 Vulva und Vagina

7.1.1 Feigwarzen (Condylomata acuminata)

Das Humane Papilloma Virus verursacht Kondylome. Sie treten meist mit anderen Infektionen des Genitalbereiches auf.

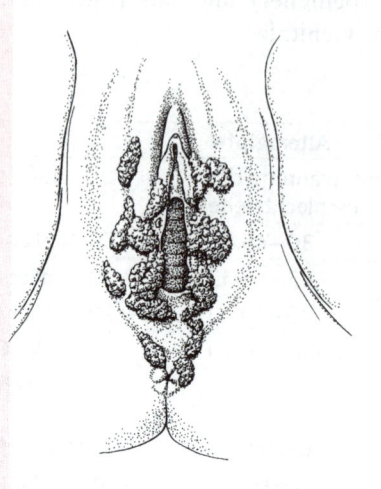

Abb. 7.1
Condylomata acuminata der Vulva

❶ An Vulva und Vagina sind Feigwarzen, auch spitze Kondylome genannt, die häufigste **gutartige** Veränderung. Feigwarzen werden durch das **Humane Papilloma Virus (HPV)**, das menschliche Warzenvirus, hervorgerufen. Die Übertragung der Viren erfolgt meist durch sexuellen Kontakt. Kleinste Hautverletzungen, z.B. durch andere genitale Infektionen wie Gonorrhoe, Chlamydieninfektion (☞ 5) verursacht, erleichtern es den Viren, in die Haut einzudringen. Feigwarzen treten häufig gleichzeitig mit anderen Infektionen auf.

 Klinik

Blumenkohlartige Warzen an Vulva, Portio oder Zervix.

Typisch sind stecknadelkopfgroße, weißliche bis fleischwasserfarbene Warzen mit blumenkohlartigem Wachstum. Manchmal gibt es jedoch auch flache Feigwarzen mit rasenförmiger Ausbreitung. Eine Sonderform ist das zerstörend wachsende Riesenkondylom (Condylomata gigantea; BUSCHKE-LÖWENSTEIN Tumor), das relativ selten ist. Feigwarzen können auch am äußeren Muttermund und im Gebärmutterhals (Zervix uteri) auftreten.

Diagnostik

Essigsäureprobe: Weißlich-graue Färbung.

Feigwarzen erkennt man an ihrem typischen Aussehen (Abb. 7.1). Um den Verdacht zu sichern, werden sie mit Essigsäure betupft, wodurch sie sich weißlich-grau anfärben.

Differentialdiagnose

Bei großen, blumenkohlartig wachsenden Feigwarzen muß durch eine feingewebliche (histologische) Untersuchung ein Vulvakarzinom ausgeschlossen werden.

Breite Feigwarzen (Condylomata lata) sind ein Symptom der Syphilis (☞ 6.1.2)

Therapie

Operative Entfernung.

Nach der feingeweblichen Untersuchung sollten die Feigwarzen *operativ* entfernt werden. Die geringste Rückfallrate (Rezidivrate) besteht bei Verwendung eines Lasers. Sehr kleine Befunde können mit einem *Ätzstift* (z.B. Silbernitrat) behandeln werden.

Larynxpapillome beim Kind durch Kondylome in der Schwangerschaft.

In der Schwangerschaft müssen die Feigwarzen unbedingt entfernt werden, da sich das Kind unter der Geburt anstecken kann. Beim Kind können dann Warzen an den Stimmlippen auftreten (Larynxpapillome).

7.1.2 BARTHOLIN-Zyste

☞ 5.1, Bartholinitis.

7.1.3 Dystrophie und Dysplasie

- Dystrophie = Veränderung des Epithelaufbaus
- Dysplasie = Atypische Zellen
- Präkanzerose = Karzinomvorstufe.

Eine **Dystrophie** ist eine Veränderung im Epithelaufbau der Haut (Epithel = oberste Hautschicht), die nicht entzündlich und nicht tumorös ist. Im Vulvabereich entwickelt sie sich langsam und besonders bei älteren Frauen, z.B. Lichen sklerosus et atrophicus.

Dysplasien dagegen sind Hautveränderungen, die mit atypischen (nicht dem Normalen entsprechenden) Zellen einhergehen. Sie sind manchmal Vorstadien eines bösartigen Tumors, dann werden sie **Präkanzerose** genannt.

Lichen sklerosus et atrophicus

Bei dieser Hauterkrankung ist die Haut stark verdünnt und unelastisch. Sie kann an vielen Stellen des Körpers auftreten. Die Ursache ist noch unbekannt. Vor allem ältere Frauen sind betroffen. Im Bereich der Vulva kommt es zu Hautschrumpfungen, die sogar den Scheideneingang verengen können; häufig begleitet von Hautrissen und Juckreiz.

Die Therapie besteht in der Anwendung von fett- und kortisonhaltigen Salben; Östrogene werden systemisch und lokal angewendet.

Präkanzerosen

Präkanzerosen sind zur Bösartigkeit neigende Gewebsveränderungen (schwere Dysplasien), die auch als Vorstufen von Karzinomen (Karzinom = bösartige Geschwulst eines Epithels) aufgefaßt werden. Bei den Dysplasien werden drei Grade unterschieden.

53

VIN = vulväre intraepitheliale Neoplasie in drei Stadien.

Bei der Vulva erfolgt die Einteilung erfolgt nach der Abkürzung für Vulväre Intraepitheliale Neoplasien (Neoplasie = Neubildung):

- *VIN I*   Leichte Dysplasie = atypische Zellen im Epithel
- *VIN II*   Mäßige Dysplasie
- *VIN III*   Schwere Dysplasie = Präkanzerose und **Carcinoma in situ**. Dabei ist die Epithelschicht tumordurchsetzt, die Basalmembran (Trennschicht zwischen oberster Hautschicht und Bindegewebe) jedoch intakt.
- Zwei typische Präkanzerosen der Haut sind:
  - **Morbus BOWEN:** flache, begrenzte, schuppende Hautveränderung von bräunlich-roter Farbe (Entartungsrisiko 50 %)
  - **Erythroplakie:** rötliche Schleimhautaffektion mit Zellveränderungen.

Typische Präkanzerosen der Haut:
- Morbus BOWEN
- Erythroplakie.

7.1.4 Vulvakarzinom

Selten, begünstigt durch HPV-Infektion.

Das Vulvakarzinom ist selten. Der Altersgipfel liegt im 65. Lebensjahr. Die Entstehung wird durch eine Erkrankung mit dem menschlichen Warzenvirus (human papilloma virus, HPV) begünstigt. Meist handelt es sich um Plattenepithelkarzinome (90 %), selten maligne Melanome (5 %).

Klinik

- Juckreiz
- Hautveränderungen
- Geschwüre.

- Hautveränderungen im Vulvabereich, z.B. Rötung, Warzenbildung, Hautverdickung, Farbveränderungen
- Chronischer Juckreiz
- Bei fortgeschrittenen Fällen kommt es zu blumenkohlartigen Knoten, blutig-eitrigem Ausfluß und bei Harnröhrenbeteiligung zu schmerzhaftem Wasserlassen. Der Tumor kann Geschwüre (Ulcera) bilden sowie absterben und zerfallen (nekrotisieren).
- Metastasierung über die Leistenlymphknoten.

Diagnostik

Genaue Inspektion der Vulva mit Vulvo- und Kolposkopie. Dabei Abstrich für die zelluläre (zytologische) Analyse und Probe für die feingewebliche (histologische) Untersuchung entnehmen.

Therapie

- Radikale Vulvektomie
- Evtl. Bestrahlung.

- ❷ Die Standardtherapie ist die Operation. Dabei wird nicht nur der Tumor, sondern auch das gesamte äußere Genitale entfernt. Zusätzlich werden die Leistenlymphknoten entfernt, und es bleiben nur die Harnröhren- und Darmöffnung erhalten: **radikale Vulvektomie.**

- Sind die Lymphknoten von Metastasen befallen, wird postoperativ die Leistengegend bestrahlt. Jedoch erfolgt keine Chemotherapie.
- Bei inoperablen Fällen wird versucht, den Tumor elektrochirurgisch zu verkleinern. **Bestrahlung** und **Chemotherapie** werden angeschlossen (palliativ).

Prognose

Die Prognose ist aufgrund der späten Diagnosestellung (die Patientinnen gehen oft erst in fortgeschrittenen Stadien zum Arzt) relativ schlecht: 5-Jahres-Überlebensrate ca. 40 %.

7.1.5 Vaginalkarzinom

Plattenepithelkarzinom

Das Vaginalkarzinom ist selten und tritt bevorzugt im 60.–70. Lebensjahr auf. Meist handelt es sich um ein Plattenepithelkarzinom, das frühzeitig in Lymphknoten sowie Darm und Blase metastasiert.

Klinik

- Fleischwasserfarbener Ausfluß
- Blutungen.

- Ausfluß (fleischwasserfarben)
- Blutungen, z.B. nach Geschlechtsverkehr
- Schmerzhaftes Wasserlassen
- Blut im Urin bei Blasenbefall, Blut im Stuhl bei Darmbefall.

Diagnostik

Fraktionierte Abrasio zum Ausschluß eines Zervix- und Endometriumkarzinomes.

Genaue Inspektion der Vagina. Dabei Abstrich für die zytologische und Probe für die histologische Untersuchung entnehmen.

Zum Ausschluß eines Zervix- oder Endometriumkarzinoms, das sekundär die Vagina befällt, wird die Gebärmutter ausgeschabt, wobei das entfernte Material getrennt untersucht wird (fraktionierte Abrasio).

Therapie

Kontaktbestrahlung

Die Vagina eignet sich für eine direkte Kontaktbestrahlung. Dazu wird ein Metallzylinder, der mit radioaktiven Stoffen gefüllt ist, in die Scheide eingelegt (Vaginalzylinder). Zusätzlich erfolgt meist noch eine perkutane Bestrahlung.

Prognose

Die 5-Jahres-Überlebensrate beträgt 47 %.

7.2 Zervix uteri

7.2.1 Ektopie

- Plattenepithel an Portio
- Zylinderepithel im Zervikalkanal.

❸ An der Zervix uteri gibt es 2 verschiedene Epithelformen:
- **Plattenepithel** (oberste Zellschicht der Haut) an der Portio
- **Zylinderepithel** (oberste Zellschicht der Schleimhaut) im Gebärmutterhalskanal (Zervikalkanal).

Verschiebung der Epithelgrenze nach außen = Ektopie.

Häufig liegt die Grenze zwischen Plattenepithel und Zylinderepithel im Bereich des Gebärmutterhalses. Verschiebt sich diese Grenze nach außen, auf den Muttermund, besteht eine **Ektopie**. Bei der geschlechtsreifen Frau ist dies ein normaler Befund. Manchmal treten aber geringe Beschwerden, z.B. Ausfluß oder **Kontaktblutungen** (Blutungen nach Geschlechtsverkehr), auf.

Diagnostik
Bei der gynäkologischen Spekulumeinstellung ist ein rötlicher, unregelmäßig begrenzter Saum um den äußeren Muttermund zu sehen.

Therapie

Nur bei Beschwerden

Nur bei Beschwerden wie Kontaktblutungen oder Ausfluß muß eine Ektopie therapiert werden. Lokale Östrogentherapie, Laserkoagulation der Ektopie oder Oberflächenätzung sind mögliche Therapieverfahren.

7.2.2 Zysten

Ovula Nabothi = Zervikale Retentionszysten. Entstehen durch Sekretstau, z.B. bei Ektopie.

Zysten entstehen, wenn die Ausführungsgänge der zervikalen Drüsen durch Plattenepithel, z.B. bei der Ektopie, verlegt werden. Das Sekret staut sich, und es bilden sich Zysten.
Zervikale Zysten bereiten keine Schmerzen. Es kann jedoch zu zervikalem Fluor kommen.

Diagnostik
Bei der gynäkologischen Spekulumeinstellung sind auf der Portiooberfläche weißliche, blasenartige Vorwölbungen zu sehen. Das sind die Zysten, die Ovula Nabothi (MARTIN NABOTH, Anatom in Leipzig 1675–1721) genannt werden.

Therapie
Nur sehr große Retentionszysten, die Beschwerden bereiten, müssen operativ eröffnet werden.

7.2.3 Zervixpolypen

Gutartige, dunkelrote, weiche verletzliche Gebilde, die aus dem Zervikalkanal wachsen.

Zervixpolypen sind gutartige, meist gestielte Geschwülste der Schleimhaut. Sie können mehrere Zentimeter lang werden. Fast immer ragen sie aus dem äußeren Muttermund hervor. Sie sind häufiger als Korpuspolypen und treten besonders bei Mehrgebärenden auf.

Klinik

Meist bestehen keine Beschwerden. Selten sind Blutungen nach dem Geschlechtsverkehr (Kontaktblutung), Zwischenblutungen oder schleimiger Ausfluß (zervikaler Fluor).

Diagnostik

Bei der Spekulumeinstellung sind dunkelrote, weiche, leicht verletzliche Gebilde zu sehen. Zervixpolypen müssen von einem aus dem Gebärmutterhals herauswachsenden bösartigen Tumor, dem Kollumkarzinom, abgegrenzt werden.

Die Abgrenzung ist durch zwei Untersuchungen möglich:
- Zytologischer Abstrich zur Beurteilung der Zellen.
- Operative Entfernung und feingewebliche Untersuchung des Polypen.

Therapie

Wegen möglicher Entartung operative Entfernung notwendig.

Die Polypen müssen operativ entfernt werden, da sie, wenn auch selten, bösartig werden können. Der Polyp wird an seiner Basis abgetrennt, wobei gestielte Polypen abgedreht, breitbasig aufsitzende Polypen meist elektrisch entfernt werden.

7.2.4 Zervixkarzinom

Zweithäufigster Genitaltumor mit bestimmten Risikofaktoren.
Entstehung am Übergang Plattenepithel der Portio und Zylinderepithel der Zervix.

Nach dem Mammakarzinom ist das Zervixkarzinom mit 32 % der zweithäufigste Genitaltumor. Es hat zwei Altersgipfel, einen zwischen dem 35.–45. Lebensjahr und einen zwischen dem 65.–75. Lebensjahr.

Das Zervixkarzinom entsteht meist im Übergangsbereich zwischen dem Plattenepithel der Portio und dem Zylinderepithel der Zervix. Zu 94 % handelt es sich um ein Plattenepithelkarzinom, zu 6 % um ein Adenokarzinom (in den Drüsen wachsendes Karzinom).

Risikofaktoren

Als begünstigende Faktoren gelten:
- Frühzeitiger Geschlechtsverkehr
- Häufiger Partnerwechsel
- Z.n. Gonorrhoeerkrankung

- Schlechte Genitalhygiene (beider Partner)
- Rauchen
- Infektionen mit dem menschlichen Warzenvirus (Humanes Papilloma Virus, HPV).

Stadieneinteilung

Einteilung der Dysplasien nach CIN = Cervicale Intraepitheliale Neoplasie.

Wie bei dem Vulvakarzinom werden drei Grade von **Dysplasien** unterschieden. Die Einteilung erfolgt nach der Abkürzung für Cervicale Intraepitheliale Neoplasie:

- *CIN I*   leichte Dysplasie
- *CIN II*   mittelschwere Dysplasie
- *CIN III*   schwere Dysplasie = Präkanzerose und Carcinoma in situ.

Fünf Stadien des Zervixkarzinoms.

Das Zervixkarzinom selbst wird in fünf Stadien unterteilt:

- *0*   Carcinoma in situ
- *I*   Karzinom auf den Uterus beschränkt
- *II*   zusätzlich Befall der oberen 2/3 der Vagina und/oder der Parametrien
- *III* zusätzlich Befall der Parametrien bis zur Beckenwand und/oder des unteren 1/3 der Vagina, teils auch der Harnleiter
- *IV*   zusätzlich Befall der Blase und/oder des Rektums.

Klinik   Das Zervixkarzinom bereitet erst sehr spät Symptome wie Zwischenblutungen oder Kontaktblutungen. Deshalb ist die **regelmäßige Krebsvorsorgeuntersuchung** zur Früherkennung besonders wichtig. Bei massiver Tumorausbreitung kommt es zu Störungen der Blasen- und Darmfunktion sowie Einengungen von Gefäßen und Nerven.

Karzinom mit Spätsymptomen, deshalb regelmäßige Vorsorgeuntersuchung.

Diagnostik

- Zytologischer Abstrich nach PAPANICOLAOU
- Biopsie
- Zystoskopie
- Rektoskopie
- Tumormaker SCC und CEA
- Metastasenausschluß.

❹   Die Diagnostik beinhaltet:
- Vor allen anderen Untersuchungen ist ein zytologischer Abstrich zu entnehmen und nach PAPANICOLAOU zu bewerten ☞ 1.5.2
- Kolposkopie ☞ 1.4
- Gynäkologische Tastuntersuchung und Spekulumeinstellung
- Probenentnahme (Biopsie)
- Zystoskopie (Blasenspiegelung) und Rektoskopie (Darmspiegelung), um die Tumorausdehnung zu beurteilen
- Bestimmung der Tumormarker im Blut (hier: SCC und CEA)
- Zum weiteren Metastasenausschluß Ultraschall der Leber und des Unterbauches, Röntgen-Thorax, evtl. Skelettszintigraphie, CT oder NMR.

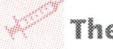

Therapie

Die Therapie des Zervixkarzinoms ist stadienabhängig.

Operation

Bei kleinen, nicht ausgedehnten Befunden ist die Operation die Therapie der Wahl. Drei verschiedene Operationsmöglichkeiten sind gegeben:

- ❺ **Konisation:** Bei Tumoren, die die Basalmembran noch nicht durchbrochen haben (Carcinoma in situ), wird ein kegelartiges Gewebestück der Zervix entfernt.
- **Hysterektomie:** Bei durch die Konisation nicht sicher im Gesunden entfernten Tumoren (Invasionstiefe maximal 1 mm von der nächsten Basalmembran entfernt) oder bei abgeschlossener Familienplanung wird die Gebärmutter entfernt.
- **Radikaloperation nach WERTHEIM-MEIGS:** Bei ausgedehnten Befunden werden die Gebärmutter, die Parametrien, das obere Scheidendrittel und die Beckenlymphknoten entfernt. Bei massiver Ausdehnung des Tumors werden manchmal Darm- oder Blasenanteile mitentfernt. Eine operationsbedingte Komplikation hiervon ist der Lymphstau der Beine aufgrund der entfernten Lymphbahnen.

Bestrahlung

- **Primäre Strahlentherapie** bei sehr ausgeprägten Befunden oder Patientinnen, die nicht operiert werden können. Ist der Befund nicht im Gesunden zu operieren, ist die Strahlentherapie effektiver als die Operation. Es gibt zwei Methoden:
  - Lokale Strahlentherapie durch Einführen von Strahlenkörpern in die Scheide, z.B. **Afterloading** (Nachladeverfahren): Eine leere Hülse wird in die Scheide eingelegt und über eine Fernsteuerung mit radioaktivem Material gefüllt, wenn das Personal den Raum verlassen hat.
  - Perkutane (durch die Haut) Strahlentherapie: Äußere Bestrahlung von bestimmten Arealen je nach Tumorausbreitung.
- **Sekundäre Strahlentherapie** bei befallenen Lymphknoten. Sowohl das Afterloading als auch die perkutane Bestrahlung werden angewandt.

Komplikationen der Bestrahlung sind Hautreizungen in der Genitalregion, die sich oft entzünden, Neigung zu Blasenentzündungen (evtl. antibiotische Therapie) und Durchfall.

Auf ausreichende Flüssigkeits- und Elektrolytzufuhr achten, ggf. Imodium ®.

Ggf. **Chemotherapie**

Chemotherapie

Das Zervixkarzinom ist schlecht mit Chemotherapeutika zu behandeln. Bei ausgedehnten Tumoren wird versucht, den Befund durch präoperative Chemotherapie zu verkleinern, um anschließend besser operieren zu können.

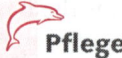

Pflege

Während und bis eine Woche nach der perkutanen Bestrahlung darf die Haut nicht mit Wasser, Seife, Cremes oder Ölen in Berührung kommen. Das betroffene Hautareal nur pudern, z.B. mit Ingelan ®. Die Kleidung sollte möglichst aus Baumwolle sein und nicht eng anliegen. Nach der Bestrahlung den Patientinnen ein Ruhephase ermöglichen. Auf eine ausreichende Trinkmenge achten.

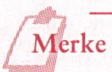

Merke

Die Prognose des Zervixkarzinoms ist abhängig vom Stadium des Tumors. Bei Früherkennung beträgt die 5-Jahres-Überlebesrate ca. 90 %. Deshalb ist eine regelmäßige Krebsvorsorge so wichtig.

Übungsfragen

❶ Beschreiben Sie bitte die Ursache, Klinik, Diagnostik und Therapie von Feigwarzen!

❷ Wie wird das Vulvakarzinom therapiert?

❸ Was ist eine Ektopie, und wie wird sie therapiert?

❹ Welche diagnostischen Maßnahmen werden bei Verdacht auf ein Zervixkarzinom ergriffen?

❺ Was bedeutet Konisation, und wann wird sie durchgeführt?

7.3 Corpus uteri

7.3.1 Endometriose

Gebärmutterschleimhaut außerhalb der Gebärmutterhöhle, die hormonabhängig reagiert.

❶ Bei der Endometriose kommt die normale Gebärmutterschleimhaut (Endometrium) außerhalb der Gebärmutterhöhle (Cavum uteri) vor. Diese versprengte Schleimhaut unterliegt wie die normale Schleimhaut in der Gebärmutter den hormonellen Veränderungen des Menstruationszyklus.

Die Endometriose wird nach dem Ort, an dem sie auftritt, eingeteilt:

- Endometriosis genitalis interna
- Endometriosis genitalis externa
- Endometriosis extragenitalis.

- **Endometriosis genitalis interna**
  Gebärmutterschleimhaut (Endometrium) in der Muskulatur der Gebärmutter
- **Endometriosis genitalis externa**
  Gebärmutterschleimhaut in anderen Genitalorganen außerhalb des Uterus. Hierzu gehören die Eierstöcke, die Eileiter, die Vagina, die Vulva, der Damm, das runde Mutterband (Lig. rotundum) und die Bauchfellgrube zwischen Gebärmutter und Harnblase (DOUGLAS **Raum**).
- **Endometriosis extragenitalis**
  Gebärmutterschleimhaut außerhalb der Geschlechtsorgane, z.B. in Lunge, Harnblase, Gehirn oder Darm.

Krankheitsursache

Verschleppung der Schleimhaut durch Entwicklungsstörungen, während der Menstruation, Operationen.

Die genaue Ursache ist nicht bekannt. Es gibt mehrere Theorien, die versuchen, die Entstehung zu erklären:

- Verschleppung von Gebärmutterschleimhaut während der Regelblutung (Menstruation) sowohl zurück in den Bauchraum als auch in Richtung Scheidenausgang. Eine Störung des Immunsystems führt dazu, daß versprengte Gebärmutterschleimhautzellen nicht erkannt werden. Somit kann es zu einer Absiedlung an einem »falschen« Ort kommen.
- Bei der Entwicklung der Geschlechtsorgane nisten sich Inseln von Gebärmutterschleimhaut von vornherein am falschen Ort ein.
- Streuung von Gebärmutterschleimhautzellen durch operative Eingriffe, z.B. Eröffnung der Gebärmutter bei einem Kaiserschnitt.

 ### Klinik

- **Schmerzen:** Die verlagerte Gebärmutterschleimhaut unterliegt dem normalen Menstruationszyklus. Es kommt somit zu zyklusabhängigen Schmerzen, die besonders 1 bis 2 Tage

- Zyklusabhängige Schmerzen je nach Lokalisation.
- Unklare Sterilität
- Blutiger Urin, blutiger Auswurf bei Befall von Blase oder Lunge möglich.

vor der Menstruation auftreten. Je nach Lokalisation der Endometrioseherde kommt es zu Schmerzen beim Geschlechtsverkehr (Dyspareunie), beim Wasserlassen oder Stuhlgang, zu schmerzhaften Regelblutungen (Dysmenorrhoe) oder unspezifischen Unterbauchschmerzen.

- **Blutiger Urin, blutiger Husten:** Findet ein Endometrioseherd Anschluß an ein Hohlorgan (z.B. Blase, Lunge), so kommt es bei Herden in der Blase zu blutigem Urin, bei Herden in der Lunge zu blutigem Husten.
- **Sterilität:** Verschließt ein Endometrioseherd den Eileiter oder nimmt er große Teile der Eierstöcke für sich ein, kommt es zur Unfruchtbarkeit.

Diagnostik

- Tastbare Endometrioseherde
- Laparoskopie.

- Bei der **gynäkologischen Tastuntersuchung** können Endometrioseherde, z.B. an den Eierstöcken oder im DOUGLAS-Raum, getastet werden.
- **Laparoskopie** (Bauchspiegelung): Sie wird direkt vor der Regelblutung durchgeführt, weil dann die Herde am größten sind. Sie sind mit bloßem Auge (makroskopisch) als bläulich schimmernde Knötchen sichtbar. Große Zysten mit eingedicktem Blut erscheinen häufig braun-schwarz und werden Teer- oder Schokoladenzysten genannt.

Therapie

- Operative Entfernung der Endometrioseherde
- Hormontherapie.

- In den Wechseljahren ist bei Beschwerdefreiheit keine Therapie nötig, da mit Versiegen der zyklusabhängigen Hormonproduktion auch der Wachstumsreiz für die Endometriose zurückgeht.
- Bei Patientinnen mit Kinderwunsch oder starken Beschwerden werden die Endometrioseherde operativ entfernt, evtl. schon bei der Laparoskopie. Kleine Herde werden entweder mit dem Laser oder elektrisch zerstört (koaguliert). Größere Herde oder Zysten werden ausgeschält. Wichtig ist, daß kein Gewebe aus den Zysten im Bauchraum verstreut wird, da dadurch neue Herde gesetzt werden könnten.
- Zur Vermeidung von Rückfällen oder bei Befunden, die nicht operiert werden können, wird hormonell behandelt. Durch Gestagene wird der Wachstumsreiz auf das Endometrium und somit die zyklische Anschwellung der versprengten Gebärmutterschleimhaut vermindert. Dadurch kommt es zu einer deutlichen Verminderung der Schmerzen und manchmal zum Absterben der Zellen.

7.3.2 Endometriumkarzinom

Auch Korpuskarzinom genannt, 17 % der Genitaltumoren.

❷ Das Endometriumkarzinom, auch Korpuskarzinom genannt, hat einen Anteil von 17 % der Genitaltumoren. Der Altersgipfel liegt zwischen dem 60.–65. Lebensjahr.

Risikofaktoren

Risikofaktoren vorhanden.

▦ Erhöhter Östrogenspiegel, z.B. bei falscher, östrogenbetonter Hormontherapie in der Menopause oder bei sehr später Menopause
▦ Diabetes mellitus
▦ Hypertonie
▦ Adipositas
▦ Infertilität.

Klinik

Postmenopausen-blutung

Postmenopausale Blutungsstörung, Ausfluß (übelriechend bei Tumorzerfall) sowie Allgemeinsymptome bei Tumorausdehnung. Häufig haben die Patientinnen ein charakteristisches Aussehen: Übergewicht, roter Kopf, Vermännlichung.

Diagnostik

Die gynäkologische Tast- und Spekulumluntersuchung ist oft unauffällig. Im Ultraschall fällt das Endometrium als zu hoch und oft bläschenartig auf.

Diagnostische Ausschabung = CCC = Cervix-Corpus-Cürettage = Fraktionierte Abrasio.

Die **diagnostische Ausschabung,** CCC = Cervix-Corpus-Cürettage oder fraktionierte Abrasio, ist die einzig sichere Untersuchung: Dabei wird die Schleimhaut aus dem Gebärmutterhals und aus der Gebärmutterhöhle in zwei verschiedenen Portionen entfernt und getrennt zur feingeweblichen Untersuchung gegeben. Bei verdächtigem Befund folgen weitere Untersuchungen zur Beschreibung der Tumorausdehnung (z.B. CT, NMR, Röntgen), zudem werden die Tumormarke r CA 50, CA 125 bestimmt.

Therapie

▪ Operation
▪ Strahlentherapie.

▦ **Operation:** Entfernung der Gebärmutter, der Adnexe und, wenn möglich, der Beckenlymphknoten (je nach Tumorstadium). Gleichzeitig wird die Flüssigkeit im Bauch zytologisch untersucht.
▦ **Strahlentherapie:** Zur Vermeidung eines Scheidenrezidivs wird postoperativ häufig im Afterloading-Verfahren (☞ 7.2.4.) bestrahlt. Bei Lymphknotenmetastasen zusätzlich percutane Bestrahlung.
Kommt es bei inoperablen Patientinnen zu massiven Blutungen, wird eine Hochvoltbestrahlung zur Blutstillung durchgeführt.

Prognose

Bei starker Infiltration des Tumors in die Muskulatur, Lymphknotenbefall und Gefäßeinbruch ist die Prognose schlecht. Bei geringer Ausdehnung ist die Prognose gut.

7.3.3 Myome

Gutartige, hormonabhängige Tumoren der glatten Muskulatur.

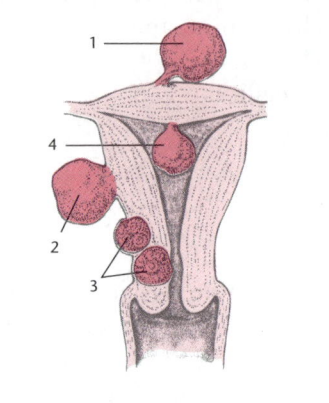

Abb. 7.2
Uterus myomatosus

Formen:
1 Subseröses Myom
2 Intraligamentäres Myom
3 Intramurales Myom
4 Submuköses Myom

❸ Myome sind gutartige, hormonabhängige Tumoren der glatten Muskulatur des Uterus, die nach ihrem Lokalisationsort unterschieden werden (Abb. 7.2). Sie sind meist rund, können aber durch Druck von der Umgebung andere Formen annehmen. Sie entstehen durch ein hormonelles Ungleichgewicht (Übergewicht an Östrogenen, die das Wachstum der Myome fördern) oder sind genetisch bedingt. 20–30 % aller Frauen über 30 haben Uterusmyome.

Klinik

- Blutungstörungen
- Druck im Unterbauch
- Neigung zu Fehlgeburten
- Uterusatonie bei Geburten.

▪ Typisch sind Spotting, Hypermenorrhoe, Menorrhagien und Dysmenorrhoe, da der Uterus nicht mehr in der Lage ist, sich über dem Myom zusammenzuziehen und für einen ausreichenden Blutstillungsmechanismus zu sorgen.
▪ Druckgefühl im Unterbauch mit eventuellen Lageveränderungen der Organe.
▪ Neigung zu Fehlgeburten.
▪ Harndrang bei Druck auf die Blase.

Komplikationen

- Anämie
- Stieldrehung
- Harnstau.

▪ Anämie aufgrund der stärkeren Blutungen.
▪ Harnstau bei sehr großem Uterus, der auf den Harnleiter drückt.
▪ **Stieldrehung:** Ein gestieltes Myom dreht sich um die Stielachse. Dadurch werden die Gefäße abgeschnürt, das Myom wird minderversorgt und kann schließlich absterben (Nekrose). Es können Symptome eines akuten Abdomens mit bretthartem Bauch und akuten Schmerzen auftreten.
▪ Sehr selten (in 0,5 % der Fälle) ist eine maligne Entartung zum Uterussarkom.

In der Schwangerschaft besteht die erhöhte Gefahr der Fehl- oder Frühgeburt, kindlicher Fehlbildungen durch Platzmangel und der vorzeitigen Ablösung der Plazenta ☞ 11.3.4.

Bei der Geburt können Myome ein **Geburtshindernis** sein oder eine **Uterusatonie** (☞ 12.4.3) verursachen.

Diagnostik

Große Myome sind bei der gynäkologischen Untersuchung tastbar. Mittels Ultraschall können Größe, Lage und Wachstum bestimmt werden.

Therapie

- Hysterektomie
- Hormontherapie
- Auch in der Schwangerschaft ab der 14. SSW zu entfernen.

Eine **Operation** ist indiziert bei großen Myomen oder Myomwachstum, starken Beschwerden, unklarer Sterilität, Anämie, gehäuften Fehlgeburten und einer Stieldrehung.
- Bei Frauen mit Kinderwunsch wird nur das Myom entfernt, bei älteren Frauen oder unstillbaren Blutungen wird hysterektomiert. Sehr große Myome können zusätzlich vor der Operation durch eine Hormontherapie verkleinert werden.
- Auch in der Schwangerschaft können Myome ab der 14. Schwangerschaftswoche entfernt werden. Die Organentwicklung beim Kind ist dann abgeschlossen und die Narkose hat weniger Risiken.

Bei nicht so ausgeprägten Befunden erfolgt eine **Hormontherapie** mit Gestagenen, die die Regelblutung abschwächen und manchmal auch zur Verkleinerung der Myome führen.

7.3.4 Uterusarkom

Sehr seltener Tumor, meist ein Zufallsbefund im Rahmen einer Hysterektomie.

Seltener (3 % der Tumoren des Uterus), bösartiger Tumor, vom Bindegewebe der Gebärmutter ausgehend, mit einem Altersgipfel von 55–65 Jahren.

Klinik

Wie beim Uterus myomatosus (☞ 7.3.3) Unterbauchschmerzen, Druckgefühl und Blutungsstörungen. Ein schnell wachsender Uterus myomatosus ist immer verdächtig!

Das Uterussarkom ist fast immer ein Zufallsbefund nach einer Hysterektomie bei Uterus myomatosus.

Therapie

Operation und Chemotherapie.

- **Operative Entfernung** des Uterus, der Adnexe, des Bauchfells (Omentum majus) und evtl. der Lymphknoten.
- **Chemotherapie** als Zusatztherapie.

Prognose   Die 5-Jahres-Überlebensrate beträgt ca. 50 %.

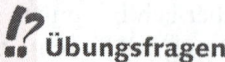
Übungsfragen

❶ Was ist eine Endometriose?

❷ Bei welchen Risikofaktoren und welchen klinischen Symptomen muß an ein Endometriumkarzinom gedacht werden?

❸ Nennen Sie Komplikationen von Myomen!

7.4 ▬ Tube und Ovarien

7.4.1 ▬ Tumoren der Tuben

Tubenkarzinom ist sehr selten, jedoch mit schlechter Prognose.

Tubenkarzinome sind sehr selten. Der Altersgipfel liegt bei 55–65 Jahren. Tubenkarzinome sind klinisch unspezifisch mit Ausfluß, Schmerzen und Blutungen. Sie metastasieren früh in die Lymphknoten neben der Aorta. Da sie häufig erst im metastasierendem Stadium erkannt werden, ist ihre Prognose sehr schlecht.

Tumoren der Tuben:
- **Hydrosalpinx**
- **Pyosalpinx**
- **Hämatosalpinx.**

Tumoren im Sinne von Ansammlungen von Flüssigkeiten (Hydrosalpinx), Eiter (Pyosalpinx) oder Blut (Hämatosalpinx) können zu Verdickungen der Tube führen. Es kommt zu starken Unterbauchschmerzen, und es besteht die Gefahr der Tubenverklebung mit nachfolgender Sterilität.

7.4.2 ▬ Gutartige Ovarialtumoren

Entartung möglich, deshalb ist Entfernung zu empfehlen.

80 % der Ovarialtumoren sind **primär gutartig.** Es besteht aber ein relativ hohes Entartungsrisiko. Deshalb sollten alle Ovarialtumoren bis auf funktionelle Ovarialzysten operativ entfernt und feingeweblich untersucht werden.

Einteilung der Ovarialtumoren nach ihrem Ursprungsgewebe:
- **Epitheliale Tumoren**
- **Keimzelltumoren**
- **Keimstrangtumoren**
- **Mesenchymale (bindegewebige) Tumoren.**

Es gibt eine Vielzahl von Ovarialtumoren, die aus unterschiedlichen Geweben entstehen.
- Etwa 65 % sind **epitheliale Tumoren**, z.B. seröses Kystadenom, muzinöse oder endometroide Tumoren.
- **Keimzelltumoren** (25 %) entwickeln sich aus
  – *unreifen Keimzellen*, z.B Dysgerminom.
  – *embryonalen Zellen*, z.B. Teratom, Dermoid. Dermoide kommen häufig in zystischer Form vor und können beispielsweise Haare oder Zähne enthalten.
  – *extraembryonalen Zellen*, z.B. Chorionkarzinom.

■ **Keimstrangtumoren** (8 %) wachsen aus den hormonproduzierenden Zellen des Ovars. So produzieren
  – *Granulosazelltumoren:* Östrogene
  – *Androblastome:* Androgene
  – *Gynandroblastome:* Östrogene und Androgene.

■ **Mesenchymale Tumoren,** z.B. Fibrome (ca. 5 %) gehen vom Bindegewebe aus und produzieren keine Hormone.

Klinik

Symptome treten erst spät auf:
- Zunahme des Bauchumfanges
- Störung der Blasen- und Darmentleerung
- Vermännlichung.

Beschwerden treten oft erst bei sehr großen Tumoren auf. Der Tumor breitet sich erst im kleinen Becken und dann in Richtung Oberbauch aus. Es kommt zu einer **Zunahme des Bauchumfanges, Störung der Blasen- und Darmentleerung** und bei hormonproduzierenden Tumoren zu **Hormonwirkungen,** z.B. Vermännlichung mit Bartwuchs und tiefer Stimme bei vermehrter Testosteronproduktion.

Als mögliche Komplikation kommt die **Stieldrehung** vor.

Diagnostik und Therapie

Operation, um ein Karzinom auszuschließen.

Gynäkologische Tastuntersuchung, Ultraschall, evtl. Hormonbestimmung.

Der Tumor wird operativ entfernt, hauptsächlich um ein Karzinom auszuschließen.

Ovarialzysten

Klare Abgrenzung gegenüber der Umgebung.

Einteilung der Zysten nach ihrer Entstehung.

❶ Zysten sind flüssigkeitsgefüllte Tumore, die klar von ihrer Umgebung abgegrenzt sind. Ovarialzysten werden nach ihrer Ätiologie eingeteilt:

■ **Funktionelle Zysten:** Aufgrund eines hormonellen Ungleichgewichtes bilden sich Zysten, die keine direkte Auswirkung haben.

■ **Retentionszysten** (Follikelzysten): Gelangt ein GRAAFscher Follikel nicht zum Eisprung, kann er über Jahre unverändert im Ovar verbleiben. Durch seine Östrogenproduktion führt er meist zu Blutungsstörungen.

■ **Corpus-luteum Zysten:** Verflüssigung des Inhaltes eines Corpus luteum, besonders häufig in der Schwangerschaft.

■ **Thekaluteinzysten:** Sie können bei Überstimulation des Ovargewebes mit Hormonen entstehen, z.B. bei Zwillingsschwangerschaft als Umwandlung eines nicht rupturierten Follikels.

■ **Polyzystische Ovarien:** Ein typischer Befund bei Hyperandrogenämie ☞ 2.5.

Klinik

Symptomlos, jedoch
Gefahr der Stiel-
drehung mit heftigen
Unterbauchschmerzen.

Meist sind Ovarialzysten symptomlos. Platzt die Zyste, kann es zu einem plötzlichen abdominalen Schmerz kommen. Eine gefürchtete Komplikation ist die **Stieldrehung**.

Diagnostik

Regelmäßige
Ultraschlall-Kontrolle,
um das Wachstum
beobachten zu können.

Beim Ultraschall kann die Zyste erkannt werden. Bei der gynäkologischen Untersuchung ist ein prallelastischer Tumor im Unterbauch zu tasten.

Therapie

- Laparoskopie
- Hormontherapie.

Die Zyste wird regelmäßig sonographisch kontrolliert, um eine Größenzunahme erkennen zu können. Bei konstanter Größe, Größenzunahme oder starken Beschwerden muß die Zyste operativ durch **Laparoskopie** entfernt werden. Nach einer **Hormontherapie** mit Gestagenen in der zweiten Zyklushälfte über 2–3 Zyklen verschwinden ca. 80 % der Zysten.

7.4.3 Bösartige Ovarialtumoren

11 % der
Genitaltumoren
mit bestimmten
Risikofaktoren.

11 % der Genitaltumoren sind bösartige Tumoren. Der Altersgipfel liegt zwischen dem 60. und 70. Lebensjahr. In 15 % der Ovarialtumoren handelt es sich um Metastasen anderer Karzinome. Eine Sonderform ist der KRUKENBERG-Tumor als Abtropfmetastase eines Magenkarzinoms.

Einige der anfänglich gutartigen Ovarialtumoren können zu bösartigen Tumoren entarten. Beispiele sind das seröse Kystadenokarzinom (aus einem Kystadenom), das endometroide Karzinom oder das Granulosazellkarzinom.

Zu den **Risikofaktoren** zählen Kinderlosigkeit, hoher sozialer Status, weiße Hautfarbe. Manchmal ist eine familäre Häufung von Mamma- und Ovarialkarzinomen zu beobachten. Eine regelmäßige Einnahme von Ovulationshemmern und die Geburt mehrerer Kinder mindern das Karzinomrisiko.

Klinik

Symptome treten
erst spät auf:
- Zunahme des
  Bauchumfanges
- Störung der Blasen-
  und Darmentleerung
- Hormonwirkung.

❷ Es gibt keine Frühsymptome, da der Tumor im Bauch viel Platz zur Ausdehnung hat. Bei zunehmendem Wachstum kommt es zu einer **Zunahme des Bauchumfangs,** zu **Problemen beim Wasserlassen** und beim Stuhlgang, zu Druckschmerzen im Bauch, zu einem Fremdkörpergefühl und zum allgemeinen körperlichen Verfall.

Bei hormonaktiven Tumoren kann der erhöhte Hormonspiegel zur Vermännlichung (Virilisierung) führen.

Diagnostik

- Gynäkologische Untersuchung
- Ulltraschall
- Tumormarker: CA 125, HCG, AFP, CA 72-4.

- Gynäkologische Tastuntersuchung
- Ultraschall (vaginal und abdominal)
- **Tumormarker** CA 125, HCG, AFP, CA 72-4
- Untersuchung anderer Organe zum Ausschluß der Beteiligung durch CT, NMR, Röntgen-Thorax, Ultraschall der Leber, Mammographie, Blasen- und Darmspiegelung, Darstellung der ableitenden Harnwege (Infusionsurogramm).

Therapie

- Adnektomie mit Lymphknoten-entfernung
- Anschließend Chemotherapie
- Second-look-Operation.

- **Operation:** Über eine Laparatomie wird das auffällige Ovar entfernt. Dann wird das Ovar in einem Schnellverfahren feingeweblich untersucht (Schnellschnitt). Ist der Tumor gutartig, so genügt es, nur den auffälligen Befund zu entfernen. Bei Bösartigkeit werden zusätzlich die Gebärmutter mit beiden Eileitern und Eierstöcken, das große Netz, die Beckenlymphknoten und die Lymphknoten neben der Aorta entfernt. Bei Darmbefall werden die betroffenen Darmanteile entfernt und ein Anus praeter naturalis angelegt.
- **Chemotherapie:** Da bei der Operation oft Mikrometastasen gesetzt werden, ist eine nachfolgende Chemotherapie meistens notwendig.
- Nach der Chemotherapie schließt sich eine zweite Operation an, eine sog. **second-look-Operation.** Durch Biopsien, die aus dem gesamten Bauchraum entnommen werden, wird der Behandlungserfolg kontrolliert.
- Eine Strahlentherapie wird nur bei einzelnen, nicht operablen Herden sowie als Schmerztherapie bei Knochenmetastasen angeschlossen.

Prognose

Der wichtigste Prognosefaktor ist die Größe des Resttumors nach der Operation. Insgesamt beträgt die 5-Jahres-Überlebensrate 30–70 %.

Pflege

Bei allen gynäkologischen Operationen besteht eine erhöhte Thrombosegefahr, deshalb müssen die Patientinnen frühzeitig mobilisiert werden. Präoperativ ist meistens eine Darmlavage erforderlich, da bei ausgedehntem Tumor eine Darmoperation notwendig ist. Schon 2 Tage vor Operation an Reduktion ballastoffhaltiger Nahrungsmittel (Gemüse, Obst) denken, um die Darmreinigung zu erleichtern.

7.5 Tumornachsorge

Betreuung der krebskranken Patientin. Rezidive, Zweitkarzinome, Metastasen frühzeitig erkennen.

❸ Die **Tumornachsorge** dient der Betreuung der krebskranken Patientin und dem frühzeitigen Erkennen von Rezidiven, Zweitkarzinomen oder Metastasen. Dazu gehören:

- Gespräche über Beschwerden und psychische Unterstützung
- Aufklärung über Rehabilitationsmaßnahmen (Nachkuren) und soziale Hilfen wie Renten, Schwerbehindertenausweise, Haushaltshilfen
- Medizinische Untersuchungen:
  - Gynäkologische Untersuchung
  - Abhören von Herz und Lunge
  - Ultraschall der Leber und des Unterbauches (jährlich)
  - Mammographie und Mammasonographie
  - Ggf. Röntgen-Thorax bei V.a. Metastasen.

Terminplanung

Die erste Nachsorge erfolgt 6 Wochen postoperativ. Danach

- *im 1.–3. Jahr*   alle 3 Monate
- *im 4.–5. Jahr*   alle 6 Monate
- *nach dem 5. Jahr*   jährlich.

!? Übungsfragen

❶ Was sind funktionelle Ovarialzysten, und wie werden sie therapiert?

❷ Beschreiben Sie bitte die Klinik beim Ovarialkarzinom!

❸ Welche Untersuchungen beinhaltet die Tumornachsorge?

8 Lageveränderungen der Beckenorgane

8.1 ____ Lageveränderungen des Uterus ____

❶ Die Lage des Uterus wird mit den drei Begriffen Positio, Versio und Flexio beschrieben:

▪ **Positio**   Uterusstellung im Raum
  – *Dextropositio*   nach rechts verlagert
  – *Sinistropositio*   nach links verlagert
  – *Antepositio*   nach vorne verlagert
  – *Retropositio*   nach hinten verlagert
  – *Elevatio*   hochstehend
  – *Deszensus*   gesenkt

▪ **Versio**   Neigung der Gebärmutter
  – *Anteversio uteri*   nach vorne
  – *Retroversio uteri*   nach hinten
  – *Sinistroversio uteri*   nach links
  – *Dextroversio uteri* nach rechts

▪ **Flexio**   Abknickung der Gebärmutter zum Gebärmutterhals
  – *Anteflexio uteri*   nach vorne
  – *Retroflexio uteri*   nach hinten.

Normalerweise befindet sich der Uterus in **Anteversio-Anteflexio-Stellung** (Abb. 8.1).

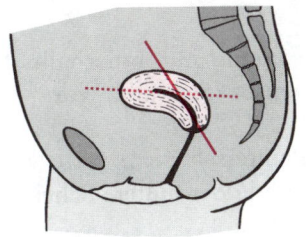

Normal
Anteversio-Anteflexio-Stellung

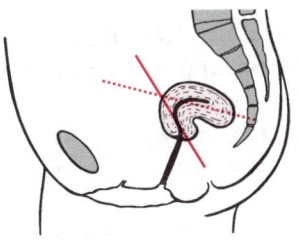

Anteversio-Retroflexio-Stellung

Die häufigste Normvariante, meist ohne klinische Relevanz, ist die **Retroflexio uteri,** die entweder beweglich oder fixiert vorkommt. In ausgeprägten Fällen kommen Rückenschmerzen im Bereich der Lendenwirbelsäule, Blutungsstörungen und Unterleibschmerzen vor.
Meist bedarf die Retroflexion keiner Therapie.

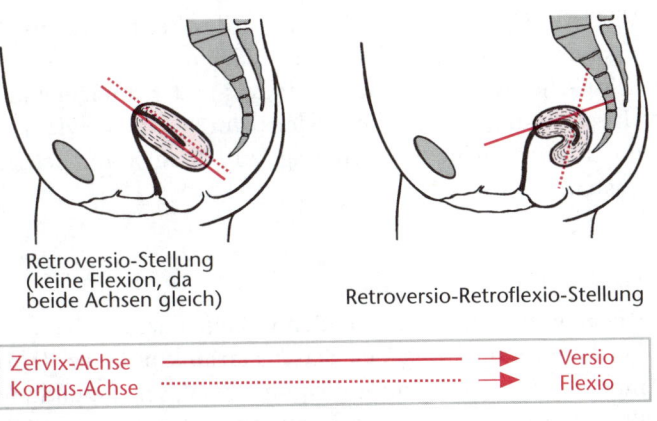

Retroversio-Stellung
(keine Flexion, da beide Achsen gleich)

Retroversio-Retroflexio-Stellung

| Zervix-Achse | ⟶ | Versio |
| Korpus-Achse | ⟶ | Flexio |

Abb. 8.1 Lageveränderungen des Uterus

Normale Stellung:
Anteversio-Anteflexio.

In sehr schweren Fällen muß ein retroflektierter und fixierter Uterus operativ abgelöst werden.

8.2 Senkung und Vorfall

Deszensus = Innere
Geschlechtsorgane
treten tiefer
- Deszensus vaginae
- Deszensus vaginae anterior = Zystozele
- Deszensus vaginae posterior = Rektozele.

Durch Lockerung der Bänder, Schwäche der Muskulatur aufgrund von anlagebedingter Bindegewebsschwäche, bei starkem Übergewicht und nach mehreren Geburten kann es zu Lageveränderung der Beckenorgane kommen.

❷ Treten die inneren Geschlechtsorgane nur innerhalb des kleinen Beckens tiefer, liegt ein **Deszensus** (Senkung) vor.

Folgende Deszensusformen werden unterschieden:
- **Deszensus vaginae:** Die vordere und/oder hintere Scheidenwand ist im Scheideneingang sichtbar.
- **Zystozele** (Deszensus vaginae anterior): Vorfall der Blase in die Scheide
- **Rektozele** (Deszensus vaginae posterior): Vorfall des Enddarms in die Scheide
- **Deszensus uteri:** Der Uterus tritt in der Scheide tiefer und die Portio kann u.U. im Scheideneingang sichtbar sein.

Prolaps = Organe
liegen vor der Vulva
- Partialprolaps
- Totalprolaps.

Beim **Prolaps uteri** (Vorfall) unterscheidet man:
- **Partialprolaps:** Ein Teil des Uterus liegt außerhalb der Vulva
- **Totalprolaps:** Das gesamte innere Genitale liegt vor der Vulva.

Ursachen

- Viele Geburten
- Bindegewebsschwäche
- Übergewicht.

- Viele Geburten oder Verletzungen des Beckenbodens, Einrisse des Geburtskanales bei der Geburt.
- Schwäche des Bindegewebes (alters- oder anlagebedingt).
- Überdehnung des Beckenbodens durch Übergewicht oder durch körperliche Anstrengung, z.B. Tragen von schweren Lasten.

Klinik

- Druckgefühl nach unten
- Rückenschmerzen
- Harninkontinnz
- Obstipation.

- Druckgefühl nach unten.
- Rückenschmerzen im Lendenwirbelbereich.
- Bei Lageveränderung der Blase: Harninkontinenz (Unvermögen, Harn zu halten), Neigung zu Blasenentzündungen.
- Bei Lageveränderung des Enddarmes: Neigung zur Obstipation.
- Oftmals Ausfluß als Folge von genitalen Infektionen.

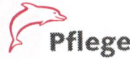

Therapie

- Beckenboden-
  gymnastik
- Pessar
- Operation
  (Scheidenplastik,
  Hysterektomie).

▧ Beckenbodengymnastik: Bei ganz leichten Fällen kann eine Gymnastik den Halteapparat ausreichend stärken.

▧ Pessar: Einlegen eines Plastikringes, der die Gebärmutter oben halten soll. Diese Methode sollte nur bei nicht operablen Patientinnen angewandt werden.

▧ Operation, um eine normale anatomische Lage wiederherzustellen:
  - Vaginale Hysterektomie
  - **Vordere Scheidenplastik** bei einer Zystozele: die vordere Scheidenwand wird angehoben
  - **Hintere Scheidenplastik** bei einer Rektozele: die hintere Scheidenwand wird angehoben.

Pflege

Bei den meist älteren Patientinnen auf eine gründliche Intimtoilette achten und ggf. die Intimpflege übernehmen.

8.3 ▦▦▦ Harninkontinenz

- Streßinkontinenz
- Dranginkontinenz
- Reflexinkontinenz
- Überlaufinkontinenz
- Inkontinenz bei
  Blasenfisteln.

Eine Harninkontinenz ist die Unfähigkeit, den Urin zu halten. Sie kann zu sehr starker psychischer Belastung bis hin zur sozialen Isolation führen.

Als Ursache kommen sowohl anatomische als auch funktionelle Störungen in Betracht. Je nach Ursache unterscheidet man fünf Formen der Inkontinenz.

8.3.1 ▦▦▦ Streßinkontinenz

❸ Die Streßinkontinenz ist mit ca. 60–80 % die häufigste Inkontinenzform. Erhöht sich der intraabdominale Druck, z.B. durch Husten oder Lachen, kommt es zum unwillkürlichen Harnabgang. Drei Stadien werden unterschieden:

Drei Grade der
Streßinkontinenz

▧	*Grad I*	Urinabgang beim Husten, Niesen, Lachen
▧	*Grad II*	Urinabgang bei körperlicher Arbeit, Laufen, Treppensteigen
▧	*Grad III*	Urinabgang im Stehen ohne Belastung.

Ursache

- Beckenboden-
  schwäche
- Deszensus
- Verletzungen.

Der Blasenverschlußmechanismus ist durch einen veränderten Winkel zwischen Blase und Harnröhre gestört durch:

▧ Beckenbodenschwäche

▧ Descensus genitalis

▧ Verletzungen bei Geburten oder operativen Eingriffen

- Druckerhöhung im Bauchraum.

- Gynäkologische Untersuchung
- Urodynamik.

- Beckenboden- gymnastik
- OP, um den physio- logischen Winkel zwischen Blasenhals und Harnröhre wiederherzustellen.

■ Druckerhöhung im Bauchraum durch Tumoren oder Schwangerschaft.

Diagnostik
■ Gynäkologische Untersuchung
■ Blasendruckmessung (Urodynamik).

Therapie
■ *Grad I:* Gewicht normalisieren, Beckenbodengymnastik
■ *Grad II/III:* Operative Wiederherstellung der normalen Anatomie durch eine Operation, z.B. nach MARSHALL-MARCHETTI: Die Harnröhre und der Blasenhals werden an der Symphyse fixiert, um den anatomischen Winkel wiederherzustellen.

Pflege
Postoperativ auf Durchgängigkeit des suprapupischen Katheters und des Blasendauerkatheters achten, um eine Blasenfüllung und damit eine Belastung der Nähte zu vermeiden.

Die Patientinnen sollen viel trinken, um eine »Spülung« der Blase zu erreichen.

Nach ärztlicher Anordnung mit Blasentraining beginnen. Nicht selten kommt es postoperativ zu Blasenentleerungsstörungen, die sich aber mit der Zeit regulieren. Bei vorderer und hinterer Scheidenplastik soll die Patientin nach dem Toilettengang den Intimbereich spülen, z.B. mit Wasser und Betaisodona® oder Kamillosan®, danach frische Vorlage einlegen. Sitzbäder je nach Anordnung zweimal täglich. Vorlagen regelmäßig kontrollieren, um eine Nachblutung erkennen zu können. Vorsorglich (auf Anordnung) Laxans geben, um den Stuhlgang zu erleichtern und Pressen und Nahtbelastung zu vermeiden.

Präoperativ schon das Aufstehen über die Seite üben, um unnötige Schmerzen bei der Mobilisation zu verhindern.

8.3.2 Dranginkontinenz

Urgeinkontinenz (engl.: Drang). Funktionsstörung des M. destrusor vesicae.

❹ In 10–15 % liegt eine Dranginkontinenz (Urgeinkontinenz, *engl. urge: Drang)* vor. Hierbei handelt es sich um eine Funktionsstörung des M. detrusor vesicae. Es kommt selbst bei sehr geringer Blasenfüllung zum unwillkürlichen Harnabgang.

Ursache
■ Veränderungen der Blase bei Blasenentzündungen, Blasensteinen oder Strahlenschäden der Blase
■ Idiopathisch (ohne erkennbare Ursache).

- Anamnese
- Urodynamik.

Diagnostik

- Typische Krankengeschichte: »Ich muß ganz plötzlich zur Toilette, kann den Urin nicht mehr halten«
- Urologische Diagnostik mit Blasendruckmessung (Urodynamik)
- Urinuntersuchung zum Ausschluß eines Harnweginfektes
- Blasenspiegelung (Zystoskopie).

Therapie

- Gezieltes Blasentraining
- Medikamente zur Muskelentspannung (Muskelrelaxantien oder Spasmolytika).

8.3.3 Reflexinkontinenz

❹ Bei gestörten Reflexbahnen durch Verletzungen des Rückenmarkes (z.B. Querschnittssyndrom, Tumor) kommt es zum unwillkürlichen Harnabgang. Es besteht kein Harndranggefühl. Therapiert wird neurologisch durch die Stimulation bestimmter Triggerzonen.

Pflege

Blasentraining planen: Z.B. alle 4 Stunden je nach Trinkmenge regelmäßige Blasenentleerung durch Klopfen mit der flachen Hand auf die Blasengegend provozieren.

8.3.4 Überlaufinkontinenz

Der Harnabgang erfolgt unwillkürlich, wenn der Blasendruck den Harnröhrenverschlußdruck übersteigt. Die Blase wird nicht komplett entleert, wodurch die Gefahr für Blasenentzündungen erhöht ist. Meist liegen mechanische Abflußhindernisse, z.B. Tumoren, als Ursache vor. Als Therapie wird, wenn möglich, das Abflußhindernis beseitigt.

8.3.5 Inkontinenz bei Harnfisteln

Eine Fistel ist eine röhrenartige Verbindung zwischen zwei Körperhöhlen oder zwischen einem Organ und einer Körperhöhle. Eine Fistel zwischen Vagina und Blase entsteht z.B. durch Tumoren oder operative oder geburtshilfliche Verletzungen.
Typisch ist der ständige Harnabgang.
Die Therapie besteht im operativen Verschluß der Fistel.

⁉ Übungsfragen

❶ Erläutern Sie die Begriffe »Positio«, »Versio« und »Flexio«!

❷ Was ist ein Deszensus uteri bzw. ein Prolaps uteri, und welche Ursachen kennen Sie?

❸ Was bedeutet Streßinkontinenz, welche Stadien werden unterschieden, und wie werden sie therapiert?

❹ Erläutern Sie bitte kurz, was man unter Dranginkontinenz und Reflexinkontinenz versteht!

9 Erkrankungen der Mamma

9.1 Methoden der Brustdiagnostik

Untersuchung der Brust

Inspektion und Palpation beider Brüste.

Die Untersuchung der Brust erfolgt im Stehen und in Rückenlage der Patientin. In manchen Fällen auch bei vornübergebeugtem Oberkörper der Patientin. Zuerst erfolgt die genaue Betrachtung der Brust (Inspektion), wobei auf folgendes geachtet wird:

- Symmetrie beider Mammae
- Akzessorische (zusätzliche) Drüsenkörper oder Brustwarzen
- Vorwölbungen, Einziehungen
- Rötung, Narben, Farbveränderungen?

Anschließend werden die Brüste abgetastet (palpiert). Zuerst wird jede Brust einzeln, dann werden beide Brüste im Vergleich untersucht.

Mammographie

Mammographie

❶ Die Mammographie ist ein spezielles Röntgenverfahren. Beide Brüste werden jeweils in zwei Ebenen geröntgt. Die Früherkennung bösartiger Veränderungen wird dadurch erleichtert. Die besten Mammographiebilder erhält man kurz nach der Menstruation, da das Brustdrüsengewebe zu diesem Zeitpunkt am besten zu beurteilen ist.

Ultraschall der Brust

Ultraschall der Brust

Im Ultraschall der Brust können solide von zystischen Veränderungen unterschieden werden. Er kann die Mammographie nicht ersetzen, bietet jedoch eine zusätzliche Diagnostikmethode ohne Strahlenbelastung, die beliebig oft wiederholt werden kann. Deshalb ist der Ultraschall die Untersuchungsmethode, die zuerst und am häufigsten eingesetzt wird.

Galaktographie

❶ Bei der Galaktographie werden die Milchgänge mit Kontrastmittel dargestellt. Dazu werden auffällige Milchgänge sondiert und von der Brustwarze aus mit Kontrastmittel angefüllt.

Galaktographie = Darstellung der Milchgänge

Thermographie

Die Thermographie mißt die Temperatur in allen Brustabschnitten. Eine erhöhte Temperatur spricht für eine Entzündung oder ein Karzinom. Sie wird nur selten benutzt, da ihre Aussagefähigkeit begrenzt ist.

Thermographie

9.2 ▬ Entzündungen der Brust

9.2.1 ▬ Entzündung der Mamille (Thelitis)

Beim Stillen können an der Mamille kleine Risse entstehen, die sich bei unzureichender Hygiene entzünden. Die Mamille ist dann stark gerötet und das Stillen sehr schmerzhaft (Thelitis). Gründliche Hygiene und eventuelles Abstillen ist nötig, damit sich die Entzündung nicht auf das Drüsengewebe der Brust ausweitet.

- Stark gerötete Mamille
- Schmerzen beim Stillen.

9.2.2 ▬ Entzündung des Drüsenkörpers (Mastitis)

Mastitis puerperalis

❷ Die **Mastitis puerperalis** ist eine Brustentzündung während des Wochenbettes (Puerperium). Über Einrisse der Mamille gelangen **Staphylokokken** in das Drüsengewebe und verursachen dort eine Entzündung.

Erreger: Staphylokokken

Klinik

Die Brust ist gerötet, überwärmt und geschwollen, ebenso sind die Lymphknoten in der Achselhöhle geschwollen. Fieber bis 40 °C und Schüttelfrost treten auf. Evtl. ist ein Abszeß tastbar.

- Rötung
- Schwellung
- Überwärmung der Brust
- Fieber bis 40 °C
- Erhöhte Laborparameter.

Diagnostik

Die klinischen Zeichen sind typisch. Zusätzlich finden sich erhöhte Laborparameter: Leukozyten, Blutsenkungsgeschwindigkeit, C-reaktives Protein (CRP). Über Ultraschall kann ein Abszeß dargestellt werden.

Therapie

Die Brust wird gekühlt, z.B. mit kalten Kompressen, einer Eisblase, Alkoholumschlägen oder Quarkwickel. Unterstützend wird die Brust mit einem engen BH oder Brustwickel ruhige-

- Brust kühlen
- Brust ruhigstellen

- Ggf. Abstillen
- Ggf. Antibiotikagabe.

stellt. Ein Abstillen ist bei leichten Entzündungen nicht notwendig, sollte jedoch bei massiver Entzündung z.B. mit Bromocriptin (Pravidel®) erfolgen. Zusätzlich muß die Mastitis mit Antibiotika (Staphylex®) behandelt werden. Bei Abszeßbildung erfolgt eine operative Abszeßspaltung und Drainage um die Flüssigkeit abzuleiten.

Prophylaxe

Strenge Hygiene beim Stillen verhindert die Erkrankung.

- Händedesinfektion vor jedem Stillen
- Korrekte Stilltechnik zur Vermeidung von Verletzungen, ggf. Stillhütchen
- Brust immer gut leertrinken lassen (Milchstau wird vermieden), ggf. Brust zusätzlich abpumpen
- Brustwarzen an der Luft trocknen lassen.

Pflege

Händedesinfektionsmittel auf das Nachtkästchen griffbereit stellen. Nachthemden sollen nicht über den Kopf ausgezogen werden. Patientin zum hygienischen Umgang mit den Vorlagen anleiten.

Mastitis non puerperalis

Ein Karzinom muß ausgeschlossen werden.

Die **Mastitis non puerperalis** ist eine Entzündung der Brust außerhalb der Stillzeit und kommt selten vor. Die Beschwerden fangen langsamer an als bei der Mastitis puerperalis. Es kommt zu Schmerzen, Rötung und Schwellung der Brust.

Falls sich ein Abszeß bildet, muß er operativ gespalten und drainiert werden. Unbedingt muß ein inflammatorisches Mamma-Karzinom oder ein Morbus PAGET (☞ 9.6) ausgeschlossen werden.

9.3 Mastodynie

Spannungsgefühl der Brüste aufgrund der Progesteronwirkung (zweite Zyklushälfte).

Bei vielen Frauen nimmt in der zweiten Zyklushälfte durch die Wirkung des Progesterons (☞ 2.5.2) die Größe der Brust zu. Spannungsgefühl und Schmerzen sind die Folge. Die Schmerzen können durch Gestagen-Gel (z.B. Progestogel® Gel) gelindert werden. Oft hilft es, ein Hormonpräparat mit hohem Gehalt an Gestagen einzunehmen.

9.4 ▬ Mastopathie

Drei Grade der Mastopathie. Möglichkeit der Entartung zum Karzinom.

❸ Bei der Mastopathie kommt es zu hormonabhängigen Veränderungen von Milchgängen und Drüsengewebe der Brust, besonders im Klimakterium. Die Möglichkeit einer Entartung zum Mammkarzinom ist gegeben. Es werden nach dem feingeweblichen (histologischen) Befund drei Grade der Mastopathie (nach PRECHTL) unterschieden. Bei Grad I ist das Karzinomrisiko nicht erhöht, bei Grad II leicht erhöht und bei Grad III 2,5–4fach erhöht.

Klinik

Die Brust ist vor der Periode geschwollen und schmerzhaft. Der Drüsenkörper tastet sich höckrig und knotig.

Diagnostik
- Palpation beider Brüste
- Ultraschall der Brust ☞ 9.1
- Mammographie ☞ 9.1
- Bei allen verdächtigen Befunden Stanzbiopsie oder operative Entfernung zur genauen Abklärung.

Therapie

Engmaschige Kontrollen. Hormontherapie bei Masthopathie Grad I und II.

- Engmaschige Kontrollen, bei Mastopathie Grad I und II 1 1/2 jährliche Mammographie und Ultraschall. Bei Z.n. Mastopathie Grad III halbjährlich Ultraschall-Kontrollen, jährlich Mammographie.
- Bei Beschwerden bei Grad I und II Hormontherapie mit Gestagenen (z.B. Progestogel® Gel)
- Bei einer Mastopathie mit dem Grad III, die als Präkanzerose gilt, sollte der Drüsenkörper entfernt werden.

9.5 ▬ Gutartige Mammatumoren

Gutartige Mammatumoren:
- Fibroadenom
- Zyste
- Lipom
- Milchgangspapillom.

Feingewebliche Untersuchung notwendig, um ein Karzinom auszuschließen.

❹ Da die sichere Abgrenzung von einem Karzinom mittels Ultraschall und Mammographie nicht möglich ist, müssen alle Mammatumoren operativ entfernt und feingeweblich untersucht werden (»when in doubt, take it out«).

Fibroadenom

Das Fibroadenom ist der häufigste gutartige Tumor der Brust. Es entsteht aus dem Bindegewebe der Brust, ist von einer Kapsel umgeben, fühlt sich hart an und ist verschieblich. Durch diese Abgrenzung ist es leicht chirurgisch zu entfernen.

Zyste

Zysten entstehen durch Ansammlung von Sekret in einer Kapsel. Da die meisten Zysten gutartig sind, genügt die Punktion der Zyste zur zytologischen Untersuchung. Bei Verdacht auf Bösartigkeit muß die Zyste operativ entfernt werden.

Lipom

Das Lipom ist ein weicher, nicht druckschmerzhafter, beweglicher gutartiger Tumor des Brustfettgewebes.

Milchgangspapillom

Milchgangspapillome sind Wucherungen der Epithelzellen, die die Milchgänge auskleiden. Sie können einzeln oder gehäuft (Papillomatose) vorkommen. Auffällig werden sie, wenn sie Sekret aus der Mamille abgeben. Dieses Sekret muß zytologisch untersucht werden. Bei der Galaktographie fallen Aussparungen im Milchgangslumen oder Milchgangsabbrüche auf.

Die Therapie besteht in der operativen Entfernung der auffälligen Milchgänge, um ein Karzinom auszuschließen.

!? Übungsfragen

❶ Was ist eine Mammographie, was eine Galaktographie und wie werden sie durchgeführt?

❷ Beschreiben Sie bitte Symptome, Klinik, Therapie und mögliche prophylaktische Maßnahmen bei einer Mastistis puerperalis!

❸ Was ist eine Mastopathie, und welche Grade werden unterschieden?

❹ Welche gutartigen Mammatumoren kennen Sie?

9.6 Mammakarzinom

Häufigstes Karzinom der Frau mit bestimmten Risikofaktoren. Frühzeitige Metastasierung über Lymph- und Blutbahnen.

❶ Das Mammakarzinom ist das häufigste Karzinom der Frau. Besonders häufig ist die weiße Bevölkerung in USA und Westeuropa betroffen. In diesen Ländern erkrankt jede 9. Frau an einem Mammakarzinom. Bei Frauen zwischen dem 40.–50. Lebensjahr ist es die häufigste Todesursache.

Risikofaktoren
- Verwandte mit Mammakarzinom
- Mastopathie III°
- Ovarialkarzinom
- Kinderlosigkeit
- Späte Menopause
- Frühe Menarche.

Schützende Faktoren
- Stillen
- Frühe Menopause
- Späte Menarche.

Risikofaktoren Deutlich erhöht ist das Risiko bei Frauen mit Verwandten 1. Grades (Schwester, Mutter), die an einem Mammakarzinom erkrankt sind, sowie bei Frauen mit Mastopathie III. Grades oder bestehendem Ovarialkarzinom.

Einfluß nimmt auch, wohl aufgrund der veränderten Hormonlage, Kinderlosigkeit, Menopause nach dem 55. Lebensjahr und Menarche vor dem 12. Lebensjahr.

Schützende Faktoren Menarche nach dem 17. Lebensjahr, Menopause vor dem 45. Lebensjahr und Stillen eines Kindes länger als 4 Wochen.

Das Mamma-Karzinom metastasiert sehr frühzeitig:
- Lymphogen (über die Lymphbahnen) zunächst in die axillären Lymphknoten.
- Hämatogen (über das Blut) am häufigsten in die Knochen, dann in Lunge, Leber, Gehirn und Eierstöcke.

Formen des Mamma-Ca
- **Duktales Karzinom** (80 %) in den Milchgängen (Ductus = Gang).
- **Lobuläres Karzinom** (10 %) in den Drüsenläppchen (Lobulus = Läppchen).
- **Sonderformen**
  - Morbus PAGET: Entzündung der Brustwarze, die durch ein in den Milchgängen wachsendes Karzinom bedingt ist.
  - Inflammatorisches Karzinom: Entzündung der Brust durch Ausdehnung eines Karzinoms in den Lymphspalten der Haut.

9.6.1 Klinik und Diagnostik

Klinik

Derber, nicht verschieblicher Knoten
- Hauteinziehungen
- Asymmetrie der Brüste
- Orangenhaut
- Sekretion aus der Brustwarze
- Hautrötung.

❷ Ein Mammakarzinom kann zu unterschiedlichen Erscheinungen an der Brust führen.
- Derber, nicht druckschmerzhafter und nicht verschieblicher Knoten
- Hauteinziehungen
- Neu aufgetretene Asymmetrie der Brüste (eine geringe Differenz ist bei fast jeder Frau vorhanden)
- Orangenhautphänomen (Peau d'orange): Die Haut wirkt durch ein Lymphödem grobporig
- Sekretion aus der Brustwarze

- Rötung der Haut bei Ausbreitung des Karzinoms in den Lymphspalten der Haut und geschwollene Lymphknoten in der Achselhöhle
- Bei Metastasen Schmerzen in anderen Organen (Knochen, Leber, Lunge, Gehirn).

Häufigste Lokalisation: oberer äußerer Quadrant.

Der Tumor befällt am **häufigsten den oberen, äußeren Quadranten** der Brust (Abb. 9.1).

Diagnostik

- Gynäkologische Untersuchung der Brust mit Abtasten der Lymphknoten
- Mamma-Ultraschall
- Mammo- und Galaktographie ☞ 9.1
- Thermographie ☞ 9.1
- **Tumormarker** bestimmen (Blutwert, der für einen Tumor charakteristisch ist, z.B. CEA, CA 15-3) sowohl präoperativ als auch postoperativ zur Verlaufskontrolle
- **Feinnadelbiopsie:** Mit einer feinen Nadel wird Gewebe gewonnen, das dann feingeweblich untersucht wird. Diese Methode wird angewandt, um eine histologische Sicherung des Tumors vor einer präoperativen Chemotherapie zu erhalten. Sinnvoll ist diese Methode auch bei Patientinnen mit erhöhtem OP-Risiko, da die Zeitspanne der Schnellschnittuntersuchung gespart wird (Verkürzung der Narkosedauer).

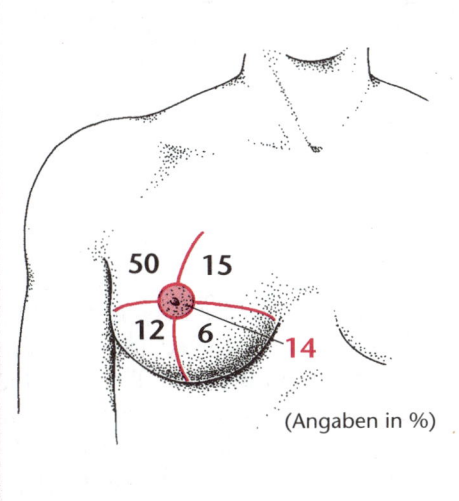

(Angaben in %)

Abb. 9.1 Verteilung des Mamma-Karzinom in den Quadranten

Entscheidend für die Früherkennung ist die Selbstuntersuchung der Frau! (Abb. 9.2)

Anleitung

Die Selbstuntersuchung der Brust sollte gleich nach der Menstruation erfolgen, da dann die Brust am weichesten ist. Am besten wird die Brust beim Baden oder Duschen abgetastet, weil das Tastgefühl der nassen Hand besser ist.

Von vorne und von beiden Seiten betrachte man vor einem Spiegel zuerst Form, Größe, Oberflächenkontur (Einziehungen?, Dellen?) und Verfärbungen beider Brüste. Bei den Mamillen achte man auf Einziehungen, Sekretbildung auf Druck, Ekzembildung u. Anomalien.

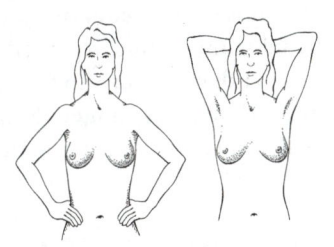

Abb. 9.2 a Selbstuntersuchung der Brust

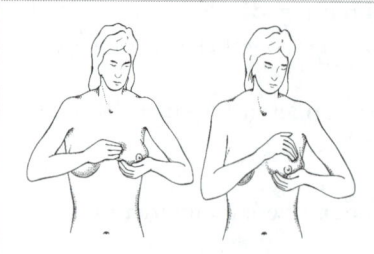

Abb. 9.2 b

Durch Heben und Senken der Arme wird zusätzlich die Beweglichkeit der Brüste geprüft (a). Anschließend wird jede Brust einzeln und dann beide im Vergleich sowohl im Stehen, als auch im Liegen (c) untersucht Mit der flachen Hand tastet man **im Uhrzeigersinn** von **außen nach innen** jeden einzelnen Quadranten sowie die Achselhöhlen ab (b). Besonders zu beachten sind Verhärtungen, die auf Größe, Konsistenz, Form und Verschieblichkeit gegen das umgebende Gewebe sowie gegen die Haut untersucht werden.

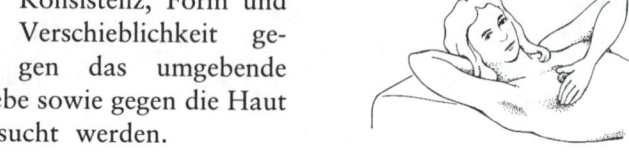

Abb. 9.2 c

TNM-Klassifikation

Stadieneinteilung nach der internationalen Gesellschaft für Krebsforschung

Stadium	Ausdehnung des Tumors
T_{is}	Präinvasives Carcinom = Carcinoma in situ
T_0	Kein palpabler Tumor
T_1	Tumorgröße < 2 cm
T_2	Tumorgröße > 2 cm
T_3	Tumorgröße > 5 cm, fixiert
N_0	Keine palpablen axillären Lymphknoten
N_1	Tastbare axilläre Lymphknoten
N_2	Tastbare Lymphknoten, die untereinander oder anderswo fixiert sind
N_3	Supra- oder infraklavikuläre Lymphknoten oder Armödem
M_0	Keine nachweisbaren Metastasen
M_1	Fernmetastasen nachweisbar

T = Tumor, N = Nodulus (Lymphknoten), M = Metastasen

Die Befunde werden nach der TNM-Klassifikation eingeteilt: Hierbei werden die Größe des Tumors (T), Anzahl der befallenen Lymphknoten (N) und eventuelle Metastasen (M) berücksichtigt. Danach kann auch die Prognose der Patientin ungefähr bestimmt werden.

Nach der Operation werden Tumorgewebe und Lymphknoten histologisch beurteilt, und die TNM-Klassifikation den Ergebnissen angepaßt: Sie wird dann als **pTNM** bezeichnet; p steht für postoperativer histopathologischer Befund.

Auch das **Alter** der Patientin ist für die Prognose von Bedeutung, da das Zellwachstum aller Körperzellen mit zunehmendem Alter abnimmt: Tumoren wachsen bei jungen Menschen meist viel schneller als bei älteren.

Insgesamt beträgt die 5-Jahres-Überlebensrate beim Mamma-Karzinom 74 %, die 10-Jahres-Überlebensrate 51 %. Spätrezidive sind auch noch nach 20 Jahren möglich.

9.6.2 Therapie

Meist erfolgt eine Kombination aus Operation, Strahlen-, Chemo- und Hormontherapie. Die Auswahl der Therapie erfolgt nach der Auswertung folgender Befunde:

- **Untersuchung** des Tumorgewebes und der Lymphknoten (☞ Operation und Hormontherapie)
- Nachweis von Metastasen durch **Skelett-Szintigraphie** (Darstellung der Knochen mittels radioaktiver Substanzen), Röntgen-Thorax, evtl. Schädel-CT, Ultraschall der inneren Organe (besonders der Leber) und der Genitalorgane.

Operation

- Brusterhaltende Therapie
- Quadrantenresektion
- Segmentresektion
- Mastektomie.

Operation

Brusterhaltende Therapie

❸ Bei kleinen Befunden (≤ 0,5 cm Durchmesser) wird nur der Tumor mit dem umgebenden Gewebe (Tumorektomie) entfernt und sofort zur Pathologie gebracht und dort feingeweblich untersucht (Schnellschnitthistologie). Von diesem Befund hängt die weitere Operation ab: Bei einem gutartigen Tumor wird nur die Wunde verschlossen, bei einem bösartigen Tumor werden zusätzlich die Lymphknoten der Achselhöhle entfernt und ebenfalls zur feingeweblichen Untersuchung gebracht. Durch eine **Quadrantenresektion** oder **Segmentresektion** wird versucht, die Brust zu erhalten.

Mastektomie

Bei größeren (≥ 0,5 cm) oder mehreren Befunden in der Brust wird die gesamte Brust einschließlich der axillären Lymphknoten entfernt.

- **Radikale Mastektomie:** Bei Muskelbeteiligung wird zusätzlich der Brustmuskel entfernt. Diese Operation war früher üblich.
- Heute wird eine **modifizierte radikale Mastektomie** mit Ausräumung der Axilla vorgezogen, bei der der Brustmuskel erhalten bleibt.

Wünscht die Patientin einen Brustaufbau, so kann dieser mit Gewebe vom Bauch- oder Rückenmuskel oder mit einer Silikonprothese erfolgen.

Strahlentherapie

Strahlentherapie

Eine Strahlentherapie ist indiziert bei:

- Nicht operablen Karzinomen
- Brusterhaltender Operation
- Zur Schmerzlinderung bei Metastasen (palliativ).

Chemotherapie
- Neoadjuvant
- Adjuvant
- Palliativ.

Chemotherapie

Eine Chemotherapie mit Zytostatika ist aus folgenden Gründen notwendig:

- Vor einer Operation mit dem Ziel, den Tumor zu verkleinern (neoadjuvant)
- Nach einer Operation mit dem Ziel, evtl. verstreute Tumorzellen abzutöten (adjuvant)
- Bei Metastasen, um die Beschwerden zu lindern (palliativ).

Da durch eine Chemotherapie nicht nur Tumorzellen, sondern auch gesunde Zellen im Körper zerstört werden, ergeben sich Nebenwirkungen wie Haarausfall, Übelkeit, Erbrechen, Abfall der Blutzellzahlen und allgemeine Schwäche.

Hormontherapie nach Bestimmung der Hormonrezeptoren.

Hormontherapie

Der entnommene Tumor wird nicht nur histologisch, sondern auch auf vorhandene Hormonrezeptoren hin untersucht. Manche Tumoren besitzen Hormonrezeptoren, die auf Östrogen oder Progesteron reagieren. Um ein weiteres Wachstum zu verhindern, wird versucht, die Hormonwirkung zu verringern durch:

- Medikamente, die die Hormonproduktion im Eierstock unterbinden (GnRH-Agonisten) oder die Ankopplungsstellen für die Hormone blocken (Antiöstrogen, z.B. Tamoxifen)
- Die operative Entfernung der Eierstöcke.

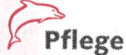

Pflege

Während der Bestrahlung und bis eine Woche danach dürfen die bestrahlten Gebiete nicht mit Wasser, Öl oder Creme in Berührung kommen. Zur Pflege lediglich Puder benutzen!
Zytostatika sind hochwirksame Medikamente, die nur von examinierten Krankenpflegepersonal unter bestimmten Sicherheitsvorkehrungen (z.B. unter einem Abzug, mit speziellen Handschuhen, Mundschutz) aufgezogen werden dürfen. Schwangere dürfen nicht mit Zytostatika umgehen.

9.6.3 Lymphödem

Schmerzhaft geschwollener Arm mit gespannter Haut.

❹ Der Lymphabfluß des Armes wird sowohl durch die Operation als auch durch die Bestrahlung geschädigt. In ca. 20 % der Fälle kommt es zum Lymphödem: Verdickung der Haut und des Unterhautgewebes durch einen Lymphstau. Der Arm schwillt schmerzhaft an, und die Haut darüber ist stark gespannt.

Vorbeugende Maßnahmen sind:

- Keine Überanstrengung des Armes
- Arm häufig hochlegen
- Hitze und enge Kleidung meiden
- Kleidung aus natürlichen Materialien wählen, um unnötiges Schwitzen zu vermeiden.

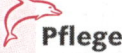 **Pflege**

Die Patientin dazu anleiten, den Arm, wenn immer möglich hochzulagern, so daß die Hand oberhalb des Ellenbogens liegt. Weiterhin:

- Kein Blutdruckmessen am betroffenen Arm
- Keine Blutabnahmen und Injektionen am betroffenen Arm
- Sorgfältige Nagelpflege, Verletzungen dabei vermeiden.

9.6.4 Nachsorge

- Optimale kosmetische Versorgung
- Selbsthilfegruppen
- Kuren, Schwerbehindertenausweis.

Der Verlust einer Brust bedeutet einen großen Einschnitt in das Leben einer Frau. Deshalb ist es wichtig, die Patientin noch während des Klinikaufenthaltes über folgendes zu informieren:

- Optimale kosmetische Versorgung der Brust mit speziellen Büstenhaltern und Prothesen
- Selbsthilfegruppen sowie spezielle Sportgruppen
- Perücken bei Chemotherapie
- Anspruch auf Kuren, Schwerbehindertenausweis und sonstige Zuschüsse.

Die medizinische Nachsorge beim Mammakarzinom geschieht in folgenden Abständen:

- *1.–5. Jahr*   alle 3 Monate
- *6.–10. Jahr*   alle 6 Monate
- *ab dem 10. Jahr*   alle 12 Monate.

Sie umfaßt:

- eine genaue Anamnese
- eine sorgfältige Untersuchung beider Brüste
- eine gynäkologische Untersuchung mit Krebsabstrichen von Zervix und Portio
- eine Untersuchung anderer Organe, um Metastasen auszuschließen: Auskultation der Lunge, Palpation der Leber, Schmerzempfindlichkeit der Wirbelsäule.

Zusätzlich wird bei Z.n. Mastektomie jährlich eine Mammographie der Gegenseite durchgeführt, um dort ein Karzinom rechtzeitig erkennen zu können. Bei brusterhaltender Therapie wird die Gegenseite jährlich, die betroffene Seite über einen Zeitraum von 5 Jahren halbjährlich und anschließend ebenfalls jährlich untersucht. Ein gynäkologischer Ultraschall erfolgt ggf. halbjährlich zur Ovarkontrolle.

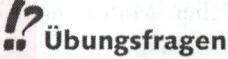

Übungsfragen

❶ Nennen Sie Risikofaktoren für ein Mammakarzinom!

❷ Nennen sie bitte mehrere klinische Zeichen des Mammakarzinoms!

❸ Welche verschiedenen Operationsverfahren kennen Sie bei der Therapie des Mammakarzinoms? Beschreiben Sie bitte Vor- und Nachteile!

❹ Was müssen Sie alles bedenken, wenn eine Patientin mit einem Mammakarzinom ein Lymphödem des Armes bekommt? Wie sieht die Prophylaxe aus?

10 Schwangerschaft

10.1 Schwangerschaftszeichen und Schwangerschaftsnachweis

❶ Eine Schwangerschaft stellt für die Frau einen einschneidenen Lebensabschnitt dar mit typischen seelischen und körperlichen Veränderungen. Viele Frauen spüren schon vor Ausbleiben der zu erwartenden Blutung körperliche Veränderungen, die auf eine Schwangerschaft hindeuten: Die Brust wird etwas größer, spannt und ist oft sehr berührungsempfindlich. Leichte Übelkeit sowie Geruchs- und Geschmacksempfindlichkeit mit Appetitstörungen können auftreten. Manche Frauen werden leicht ermüdbar, klagen über Schwindel und reagieren gereizt. Im späteren Verlauf der Schwangerschaft bildet sich eine Hyperpigmentation in der Linea fusca als bräunlicher Streifen zwischen Mons pubis und Nabel sowie im Bereich der Brustwarzen. Diese Veränderungen werden als **unsichere** Schwangerschaftszeichen bezeichnet, da sie nicht sicher eine Schwangerschaft beweisen. Auch die Auffälligkeiten während der gynäkologischen Untersuchung, die livide Verfärbung von Scheideneingang und Scheide sowie der aufgelockerte Uterus zählen zu den unsicheren Schwangerschaftszeichen.

Als **sichere** Schwangerschaftszeichen hingegen gelten:
- Eine länger als 14 Tage anhaltende Erhöhung der Basaltemperatur ☞ 3.1.2
- Ein positiver Schwangerschaftstest
- Der Nachweis kindlicher Herzaktionen im Ultraschall (ab der 6. SSW möglich)
- Das Fühlen von Kindsbewegungen (ab der 20. SSW).

Schwangerschaftstest

Der Schwangerschaftstest mißt das β-**HCG** (HCG = humanes Choriongonadotropin). Dieses Hormon wird vom Trophoblasten (☞ 10.2.3) gebildet und kommt nur in der Schwangerschaft vor. Das HCG steigt während der ersten drei Monate bis zu seinem Maximum um die 11. SSW an und fällt danach ab. Im

Unsichere Schwangerschaftszeichen:
- Appetitstörungen
- Ermüdbarkeit
- Schwindel
- Hyperpigmentation
- Livide Färbung des Scheideneinganges
- Aufgelockerter Uterus.

Sichere Schwangerschaftszeichen:

β-HCG steigt unter der Progesteronwirkung in den ersten 3 Schwangerschaftsmonaten an und kann im Urin nachgewiesen werden.

Blut ist das Hormon bereits ab dem 10. Tag nach der Befruchtung nachweisbar.

Der Schwangerschafts-Schnelltest weist das β-HCG im Urin nach und ist je nach Testempfindlichkeit frühestens zwei Wochen nach der Konzeption, also zum Zeitpunkt der zu erwartenden Regelblutung, positiv. Er ist in Apotheken frei erhältlich und dient nach Ausbleiben der Menstruation zur Bestätigung oder zum Ausschluß einer Schwangerschaft.

10.2 Entwicklungsstadien der Frucht

10.2.1 Ovulation

- Ovulation = Eisprung
- Konzeption = Befruchtung.

In der Mitte jedes Zyklus kommt es zur Ovulation, dem Eisprung. Die Lebensdauer des befruchtungsfähigen Eis beträgt 12–24 Stunden. Diese Zeit ist der günstigste Zeitpunkt für die Befruchtung (**Konzeption**).

- Lebensdauer des befruchtungsfähigen Eies: 12–24 Stunden
- Lebensdauer der Spermien: 2–3 Tage.

Beim Geschlechtsverkehr gelangen die Spermien des Mannes in die Vagina. Von dort wandern sie durch die Gebärmutter in Richtung Eileiter. Die ersten Spermien sind nach ca. 5 Minuten im Eileiter angelangt (Abb. 10.1). Die Lebensdauer der Spermien beträgt 2–3 Tage. Deshalb ist eine Befruchtung auch möglich, wenn der Eisprung 2–3 Tage nach dem letzten Geschlechtsverkehr stattfindet.

10.2.2 Befruchtung

Konjugation = Verschmelzung der Zellkerne.

❷ Im eierstocksnahen, relativ weiten (ampullären) Teil des Eileiters treffen Spermien und Eizelle aufeinander. Dringt eine Spermie in ein Ei ein (Abb. 10.1), so gibt die Eizelle Stoffe ab, die ein Eindringen weiterer Spermien unmöglich machen. Anschließend verschmelzen die beiden Zellkerne (**Konjugation**).

10.2.3 Eiwanderung

Teilung der befruchteten Eizelle über Zellstadien bis zur Morula.

Die enstandene Zelle, die **Zygote,** wandert ca. 3 Tage durch die Tube, bis sie in der Gebärmutter ankommt. Während dieser Wanderung teilt sich die Zelle, und das 2-Zellstadium entsteht. Diese Zellen teilen sich wiederum, bis sie über das 4-Zellstadium und 8-Zellstadium das 16-Zellstadium erreichen. Ihrem Aussehen nach wird das 16-Zellstadium als **Morula** (lat.: Maulbeere) bezeichnet (Abb. 10.1).

Differenzierung der Zellschichten in Trophoblast und Embryoblast.

Danach entwickeln sich die Zellen unterschiedlich. Aus der äußeren Zellschicht entsteht der **Trophoblast** (Ernährungsorgan) und aus der inneren Schicht der **Embryoblast** (Embryo).

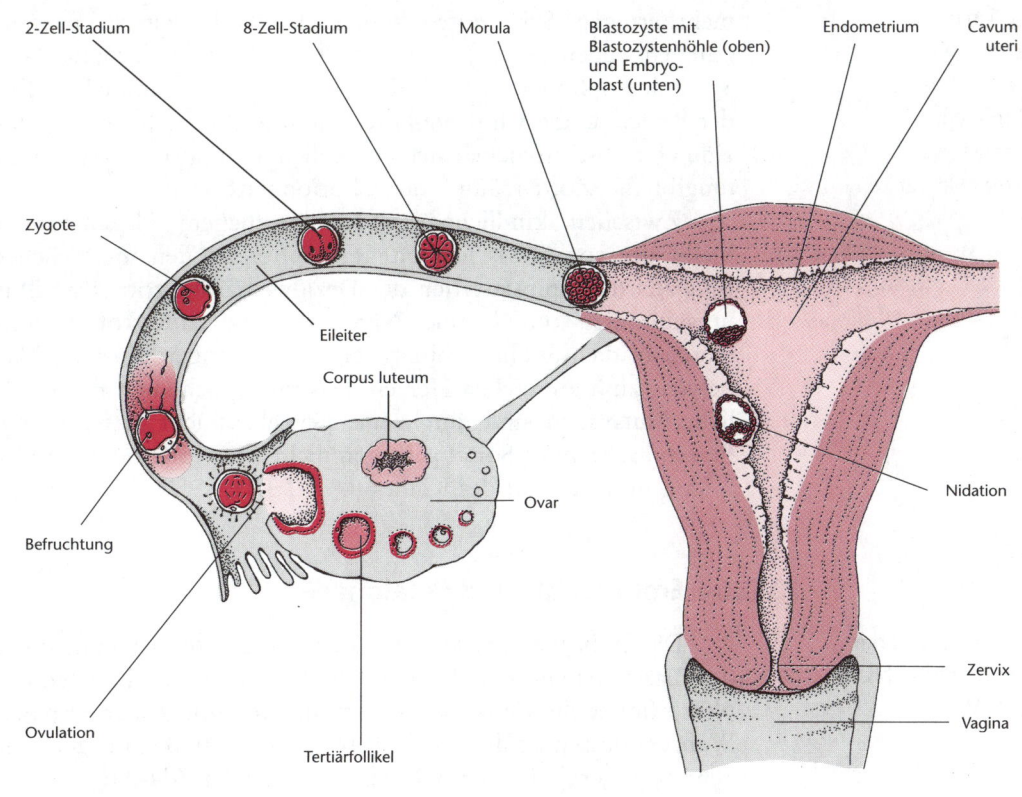

Abb. 10.1 Eiwanderung und -entwicklung

Die beiden Zellschichten sind durch einen flüssigkeitsgefüllten Hohlraum voneinander getrennt. Zusammen bilden sie die **Blastozyste** (Blasenkeim, Abb. 10.1).

10.2.4 Einnistung

Implantation am 6. Tag nach der Konzeption in die vorbereitete Gebärmutterschleimhaut.

Am 6. Tag kommt es zur **Nidation** (Einnistung) des Eis in die durch das Progesteron vorbereitete Gebärmutterschleimhaut. Normalerweise nistet sich die Blastozyste im mittleren Teil der Gebärmutter ein (☞ Abb. 10.1).

Der Trophoblast als Ernährungsorgan dringt in das Endometrium ein. Dadurch ensteht ein Bett für die restlichen Anteile der Blastozyste. Schließlich sinkt die Blastozyste komplett in dieses Bett ein (**Implantation**). In dieser Phase wird die Blastozyste nur durch das Endometrium ernährt.

10.2.5 Plazentaentwicklung

- Chorionplatte = kindliche Plazentaseite
- Dezidua basalis = mütterliche Plazentaseite
- Plazentaschranke.

Ab dem 10. Tag verschmelzen Zellen des Trophoblasten zum mehrkernigen **Synzytiotrophoblasten.** Durch weitere Verzweigung entstehen Zotten, in die Gefäße einwachsen. Trophoblast, Synzytiotrophoblast und Gefäße bilden so den kindlichen Teil der Plazenta, die **Chorionplatte.** Die mütterliche Seite, die **Dezidua basalis,** entwickelt sich aus Zellen des Endometriums und umgibt die Zottenbäume der Chorionplatte.

Zwischen kindlichem und mütterlichem Plazentaanteil bleibt der sog. Zwischenzottenraum frei, in den mütterliches Blut aus den Spiralarterien der Dezidua basalis tritt. Das Blut umspült die Zottenbäume, Nährstoffe und Sauerstoff diffundieren in das kindliche Blutsystem und gelangen über die Nabelvene zum kindlichen Herzen. Das mütterliche und das kindliche Blutsystem sind durch eine Gewebeschicht getrennt, die **Plazentaschranke.** Somit gelangen nicht alle Stoffe oder Erreger in den Blutkreislauf des Kindes (☞ 10.3.1).

10.2.6 Embryonal- und Fetalphase

Organogenese in der Embryonalphase bis zur 8. SSW.

❸ Die Embryonalphase ist die Zeit von Beginn der Einnistung der Blastozyste bis einschließlich der 8. SSW. In der Embryonalphase findet die **Organogenese** statt, die Anlage der Organe. Währenddessen ist die Frucht besonders empfindlich gegenüber Schädigungen, z.B. durch Medikamente oder Alkohol.

Fetalphase nach der 8. SSW bis zur Geburt.

Danach beginnt die **Fetalphase,** die bis zur Geburt dauert. In dieser Zeit reifen die angelegten Organe.

Schädigungen der Frucht

Zeitpunkt der Schädigung ist entscheidend.

Bei Schädigungen der Frucht ist der **Zeitpunkt des Einwirkens** entscheidender als die Art der Schädigung. Je nachdem, wann der schädigende Einfluß auftritt, entstehen Fehlbildungen bestimmter Organe (Abb. 10.2).

Ursachen:
- Infektionen der Mutter
- Medikamenteneinnahme
- Strahlenbelastung
- Sauerstoffmangel
- Stoffwechselstörungen.

Ursachen sind mütterliche Infektionen, Medikamente, Strahlenbelastung, Sauerstoffmangel sowie mütterliche Stoffwechselerkrankungen, wie Diabetes mellitus oder Schilddrüsenerkrankungen.

Embryopathien

Embryopathie = Entwicklungsstörungen in den ersten 8 SSW.

Embryopathien sind **Entwicklungsstörungen des Embryos.** Sie treten innerhalb der ersten 8 SSW auf und führen zu schweren organischen Schäden. Beispielsweise führen Schädigungen in der 4. SSW, in der die Arm- und Beinknospen ausgebildet werden, zu Fehlbildungen der Extremitäten.

Durch toxische Einflüsse (Medikamente, Alkohol) in den ersten drei Wochen kommt es nach dem »**Alles oder Nichts Prinzip**« meist zum Frühabort (☞ 11.1), da die Fruchtanlage zu stark geschädigt wird.

Fetopathien

Fetopathie = Schädigungen nach der 8. SSW führen zu Ausreifungsstörungen der Organe.

Fetopathien sind **Schädigungen nach der 8. SSW,** also des Feten. Die Organogenese ist dann abgeschlossen. Es kommt zu Ausreifungsstörungen der Organe, meist ohne sichtbare äußere Fehlbildungen, jedoch beispielsweise zu geistiger Behinderung oder Sehschäden.

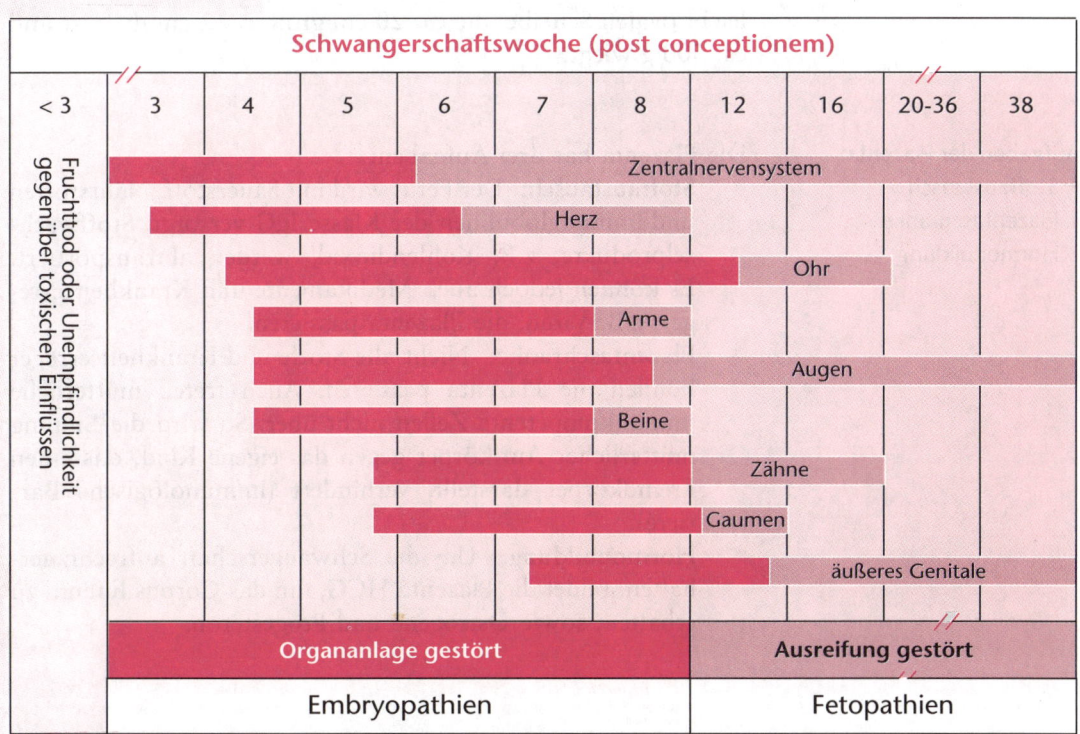

Abb. 10.2 Organogenese und empfindliche Phasen

10.3 Ernährung der Frucht

Die Frucht wird durch Plazenta, Nabelschnur und Fruchtwasser ernährt und geschützt (Abb. 10.3).

10.3.1 Plazenta

Anteile der Plazenta:
- Basalplatte
- Zottenplatte
- Chorionhaut.

❹ Der Mutterkuchen (Plazenta) besteht aus drei Anteilen (Abb. 10.4):
- Die **Basalplatte** (Dezidua basalis) ist die mütterliche Seite der Plazenta, die aus dem Endometrium entstanden ist.
- Die **Zottenplatte** (Chorionplatte) ist die fetale Seite, die mit den Eihäuten überzogen ist.
- Die **Chorionhaut** (Chorion laeve) ist der zottenlose Anteil der Plazenta, der die äußere Schicht der Eihäute (☞ 10.3.4) bildet.

Die reife Plazenta hat die Form einer gebogenen, runden bis leicht ovalen Scheibe, die ca. 20 cm groß, ca. 2 cm dick ist und ca. 500 g wiegt.

Aufgaben der Plazenta:
- Stoffaustausch
- Plazentaschranke
- Hormonbildung.

Die Plazenta hat drei Aufgaben:
- **Stoffaustausch:** Der Fetus wird mit Sauerstoff, Nährstoffen und Immunglobulinen der Klasse IgG versorgt. Stoffwechselprodukte, z.B. Kohlendioxid, werden abtransportiert. Es können jedoch auch Medikamente und Krankheitserreger, z.B. Viren, die Plazenta passieren.
- **Plazentaschranke:** Nicht alle Stoffe und Krankheitserreger können die Plazenta passieren. Auch treten mütterliche immunkompetente Zellen nicht über. So wird die Bildung mütterlicher Antikörper gegen das eigene Kind, das einen Fremdkörper darstellt, verhindert (immunologische Barriere).
- **Hormonbildung:** Um die Schwangerschaft aufrechtzuerhalten, bildet die Plazenta HCG, um das Corpus luteum zu erhalten, sowie Östrogene und Progesteron.

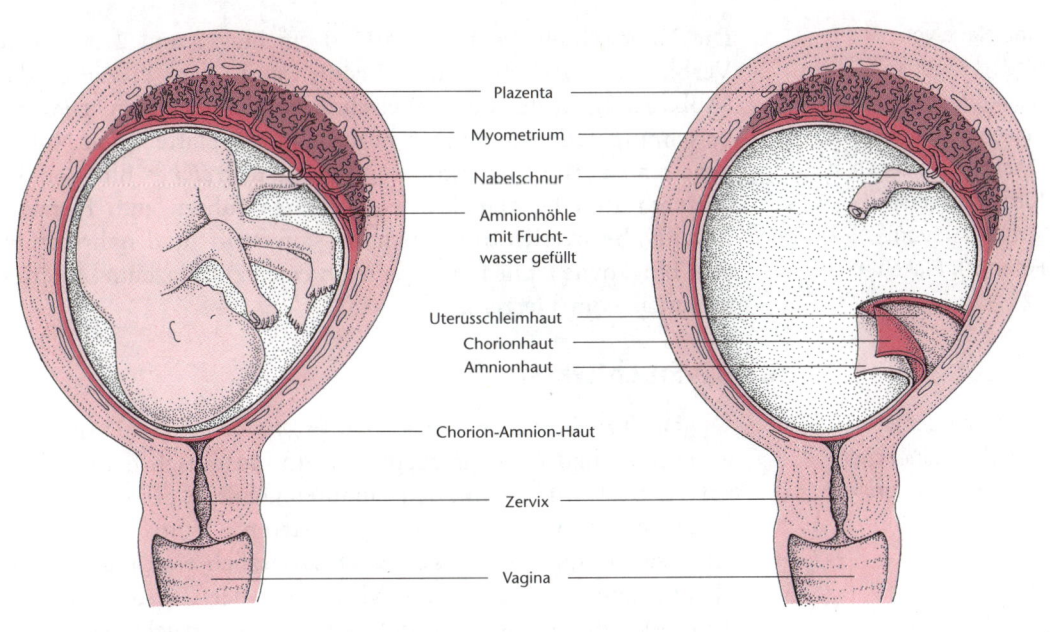

Plazenta

Myometrium

Nabelschnur

Amnionhöhle
mit Frucht-
wasser gefüllt

Uterusschleimhaut

Chorionhaut

Amnionhaut

Chorion-Amnion-Haut

Zervix

Vagina

Abb. 10.3 Frucht im Uterus

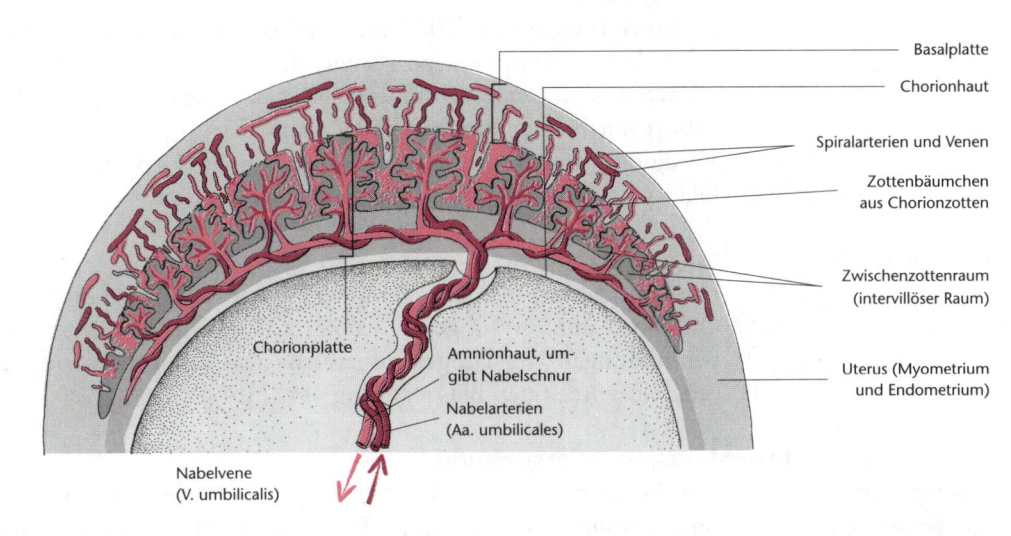

Basalplatte

Chorionhaut

Spiralarterien und Venen

Zottenbäumchen
aus Chorionzotten

Zwischenzottenraum
(intervillöser Raum)

Chorionplatte

Amnionhaut, um-
gibt Nabelschnur

Nabelarterien
(Aa. umbilicales)

Uterus (Myometrium
und Endometrium)

Nabelvene
(V. umbilicalis)

Abb. 10.4 Schematischer Aufbau der Plazenta

10.3.2 Nabelschnur

- Eine Nabelvene fördert sauerstoffreiches Blut von der Plazenta zum Fetus
- Zwei Nabelarterien fördern sauerstoffarmes Blut vom Feten zur Plazenta.

Die Nabelschnur stellt eine 50–60 cm lange, und 2 cm dicke Verbindung zwischen dem Fetus und der Plazenta dar (Abb. 10.3), in der die Nabelschnurgefäße verlaufen. Die Nabelschnurgefäße entspringen in der Chorionplatte. **Eine Nabelvene** transportiert nährstoff- und sauerstoff*reiches* Blut von der Plazenta zum Herzen des Feten (Venen führen zum Herzen). **Zwei Nabelarterien** transportieren sauerstoff- und nährstoff*armes* Blut sowie fetale Hormone vom Feten zur Plazenta (Arterien kommen vom Herzen).

10.3.3 Fruchtwasser

Bildung von den Eihäuten, den kindlichen Nieren und der Lunge.

❺ Das Fruchtwasser schützt den Feten vor mechanischen Einwirkungen und ist am plazentaren Stoffaustausch beteiligt. Bis zur 12. SSW wird es von den Eihäuten gebildet, ab der 12. SSW zusätzlich von den kindlichen Nieren. Zum Schwangerschaftsende hin erfolgt dann noch zusätzlich eine Flüssigkeitsabgabe über die Lunge des Kindes. In der 36. SSW ist mit 1 000–1 500 ml die maximale Menge des Fruchtwassers erreicht. Bis zur Geburt vermindert es sich auf 800–1 000 ml.

Störungen der Fruchtwassermenge

Polyhydramnion = Fruchtwasser > 2 000 ml.

Polyhydramnion
Ab einer Menge von 2 000 ml Fruchtwasser spricht man von einem Polyhydramnion (poly = viel, hydro = Wasser). Mögliche Ursachen sind fetale Fehlbildungen (z.B. Anencephalus = Mißgeburt mit lückenhaftem Schädel ohne Gehirn), Verschlüsse im Verdauungstrakt (z.B. Ösophagusatresie ☞ 12.5.5), Diabetes mellitus oder Infektionskrankheiten der Mutter.

Oligohydramnion = Fruchtwasser < 100 ml.

Oligohydramnion
Liegt die Menge des Fruchtwassers unter 100 ml, besteht ein Oligohydramnion (oligo = wenig). Mögliche Ursachen sind Fehlbildungen im Urogenitalbereich des Feten, Übertragung oder ein vorzeitiger Blasensprung (☞ 11.4.4).

Fruchtwasseruntersuchung

Amniozentese, um genetische Anomalien festzustellen.

Das Fruchtwasser enthält unter anderem Stoffwechselsubstanzen, kindliche Zellen und Hormone. Unter Ultraschallsicht kann man durch die Bauchdecke der Mutter die Amnionhöhle punktieren und Fruchtwasser zur Untersuchung entnehmen, sog. **Amniozentese.** Bei der genetischen Untersuchung können Stoffwechselerkrankungen und genetische Störungen, z.B. ein DOWN-Syndrom, frühzeitig erkannt werden. Deshalb wird

Indikation:
- Frauen über 35 Jahre
- Väter über 50 Jahre.

Frauen ab dem 35. Lebensjahr, und wenn der Vater älter als 50 Jahre ist, eine Amniozentese empfohlen.

Da das Fehlgeburtsrisiko bei einer Amniozentese 0,5–1 % beträgt, muß vorher genau geprüft werden, ob sie wirklich erforderlich ist.

10.3.4 Fruchtblase und Eihäute

Eihäute
- Amnion
- Chorion.

Die innere Schicht der Blastozyste (☞ 10.2.3), der Embryoblast, bildet einen Hohlraum, die Amnionhöhle. Diese wird immer größer und umgibt schließlich den Embryo. Die äußere Zellschicht stellt die Embryonalhülle (Amnion) dar. Sie bildet ab dem 8. Tag Fruchtwasser – die Amnionhöhle wird zur Fruchtblase.

Das Amnion wird von der Zottenhaut (Chorion) des Trophoblasten umgeben. Zusammen bilden **Amnion und Chorion** die Eihäute der Frucht (Abb. 10.3).

10.4 Veränderungen des mütterlichen Organismus

Auswirkungen auf den Organismus durch:
- Progesteronwirkung
- Östrogenwirkung
- HCG-Wirkung
- Größenzunahme der Gebärmutter.

❻ Während der Schwangerschaft ist der weibliche Organismus einer besonderen Leistungsanforderung ausgesetzt, an die sich die einzelnen Organsysteme anpassen müssen. Die zusätzlichen Belastungen entstehen z.B. durch die Gewichtszunahme und die unerwünschten Wirkungen der veränderten Hormonspiegel:

Progesteron
Abnahme der glatten Muskulatur →
- Neigung zu Hypotonie
- Neigung zu Harnwegsinfekten
- Obstipation
- Sodbrennen.

Progesteron Die glatte Muskulatur der Gefäßwände nimmt ab. Es kommt zur Gefäßweitstellung mit der **Neigung zu Hypotonie** und Kreislaufbeschwerden. Auch die glatten Muskelzellen der Harnleiter erschlaffen durch die Progesteronwirkung. Durch die erweiterten Harnleiter besteht eine **erhöhte Infektneigung** des Harnwegsytems.

Weiterhin nimmt die Peristaltik im Verdauungstrakt ab, und die größer werdende Gebärmutter verdrängt Magen und Darm. **Obstipation** und **Sodbrennen** sind häufig die Folge.

Östrogen →
Neigung zu Ödemen.

Östrogen Die Wasserbindung im Gewebe nimmt zu, und die **Neigung zu Ödemen** ist erhöht.

HCG →Emesis.

HCG Übelkeit und Erbrechen in der Frühschwangerschaft, **Emesis,** sind meist hormonell durch hohe HCG-Spiegel bedingt. Sie dauern ca. bis zur 16. SSW an. Kann die Schwangere keine Nahrung und Flüssigkeit mehr zu sich nehmen, muß sie künstlich ernährt werden, damit kein Schaden für sie und das Kind entsteht.

Herz-Kreislauf-System

- Schwangerschafts-hydrämie
- Herzzeitvolumen ↑
- Filtrationsrate der Niere ↑
- Leukozyten ↑
- Gerinnungs-faktoren ↑.

Das Plasmavolumen (Blutflüssigkeit ohne Blutzellen) steigt um ca. 40 %, das Erythrozytenvolumen um ca. 15 %. Daraus ergibt sich ein Verdünnungseffekt mit erniedrigtem Hb-Wert, sog. Schwangerschaftshydrämie.

Der Puls erhöht sich um 10–20 Schläge/Minute und damit auch das Herzzeitvolumen, um außer dem eigenen Körper auch Plazenta und Uterus mit Blut zu versorgen.

Durch das vermehrte Blutvolumen und Herzzeitvolumen steigt auch die glomeruläre Filtrationsrate der Niere um ca. 30–40 % an. Aus der Erhöhung der Durchlässigkeit (Permeabilität) resultiert eine physiologische **Glukosurie** (Zucker-ausscheidung) und **Proteinurie** (Eiweißausscheidung). Zusätzlich erhöht sich die Zahl der Leukozyten und Gerinnungsfaktoren.

Stoffwechsel

- Stoffwechsel-erhöhung um 20 %
- Neigung zu erhöh-ten Blutzuckerwerten
- Größenzunahme der Schilddrüse.

Der allgemeine Stoffwechsel steigert sich um ca. 20 %. Die Insulinempfindlichkeit ist herabgestzt, wodurch der Blutzuckerspiegel erhöht und ein Diabetes mellitus entstehen kann.

Der Jodbedarf ist erhöht durch das Wachstum des Kindes und einen Jodverlust über die Niere. Es kommt zu einer Größenzunahme der Schilddrüse (Struma). Deshalb wird eine Jodsubstitution zur Strumaprophylaxe empfohlen.

Haut und Haare

Einrisse der elastischen Fasern und Binde-gewebsschwäche führen zu Schwanger-schaftsstreifen.

Es kann zu Haarausfall und sog. **Schwangerschaftsstreifen,** die durch Einrisse der elastischen Fasern in der Haut entstehen, kommen. Von einem Chloasma gravidarum spicht man, wenn im Gesicht vermehrt Pigment eingelagert wird.

Geschlechtsorgane

Durch Größen-zunahme der Gebär-mutter kommt es zur
- Kurzatmigkeit
- Sodbrennen und Obstipation
- Cava-Kompressions-syndrom.

Durch die Zunahme des Drüsenkörpers, die stärkere Durchblutung und den vermehrten Wassergehalt vergrößert sich die Brust. Die Vagina wird dehnbarer, verfärbt sich violett und sondert mehr Sekret ab. Der Uterus wächst und steigert sein Gewicht von ca. 50 g auf 1 500 g. Durch die Größenzunahme kann er auf die umgebenden Organe drücken und sie in ihrer Funktion behindern. Ab dem 6. Monat kann es durch einen Zwerchfellhochstand zur Kurzatmigkeit kommen. Zum Ende der Schwangerschaft kann der schwere Uterus die Vena cava abdrücken, wenn die Schwangere auf dem Rücken liegt. Mögliche Folge ist ein Kreislaufkollaps durch das sog. **Cava-Kompressionssyndrom.**

🐬 Pflege

Bei morgendlicher Übelkeit kann eine Tasse Tee und ein Zwieback vor dem Aufstehen helfen. Zur Vorbeugung von Schwangerschaftsstreifen sollte die Haut regelmäßig massiert und im Wechsel warm-kalt geduscht werden, um die Durchblutung der Haut zu verbessern. Als Obstipationsprophylaxe sind viel Gemüse, Vollkornprodukte und eine ausreichende Trinkmenge von 2–2,5 Litern zu empfehlen.

❗️ Übungsfragen

❶ Welche unsicheren und welche sicheren Schwangerschaftszeichen kennen Sie?

❷ Beschreiben Sie bitte den Weg der Eizelle von der Befruchtung bis zur Einnistung!

❸ Was versteht man unter der Embryonalphase, was unter der Fetalphase, und welche Auswirkungen haben Störungen in diesen Phasen?

❹ Beschreiben Sie bitte Aussehen und Funktion der Plazenta!

❺ Wo wird Fruchtwasser gebildet, und welche Störungen der Fruchtwassermenge kennen Sie?

❻ Beschreiben Sie bitte die physiologischen Veränderungen während der Schwangerschaft!

10.5 Schwangerenvorsorge 💡

Mutterschaftsrichtlinien bestimmen die Vorsorgeuntersuchungen.

Die **Mutterschaftsrichtlinien** bestimmen den Umfang der Vorsorgeuntersuchungen, die von der Krankenkasse bezahlt werden. Alle Untersuchungen und Besonderheiten in der Schwangerschaft werden in den Mutterpaß (Abb. 10.5) eingetragen, der ein Dokument darstellt.

Mutterpaß als Dokument.

Nach dem **Vorsorgeschema** nach Saling sollten in bestimmten Abständen Untersuchungen der Schwangeren erfolgen:

Vorsorgeschema nach Saling

- *Bis zur 16. SSW*   alle 4 Wochen
- *16.–28. SSW*   alle 3 Wochen
- *28.–36. SSW*   alle 2 Wochen
- *36.–40. SSW*   jede Woche
- *Ab der 40. SSW*   jeden 2. Tag

Dabei wird jedesmal eine Grunduntersuchung durchgeführt (☞ 10.5.2).

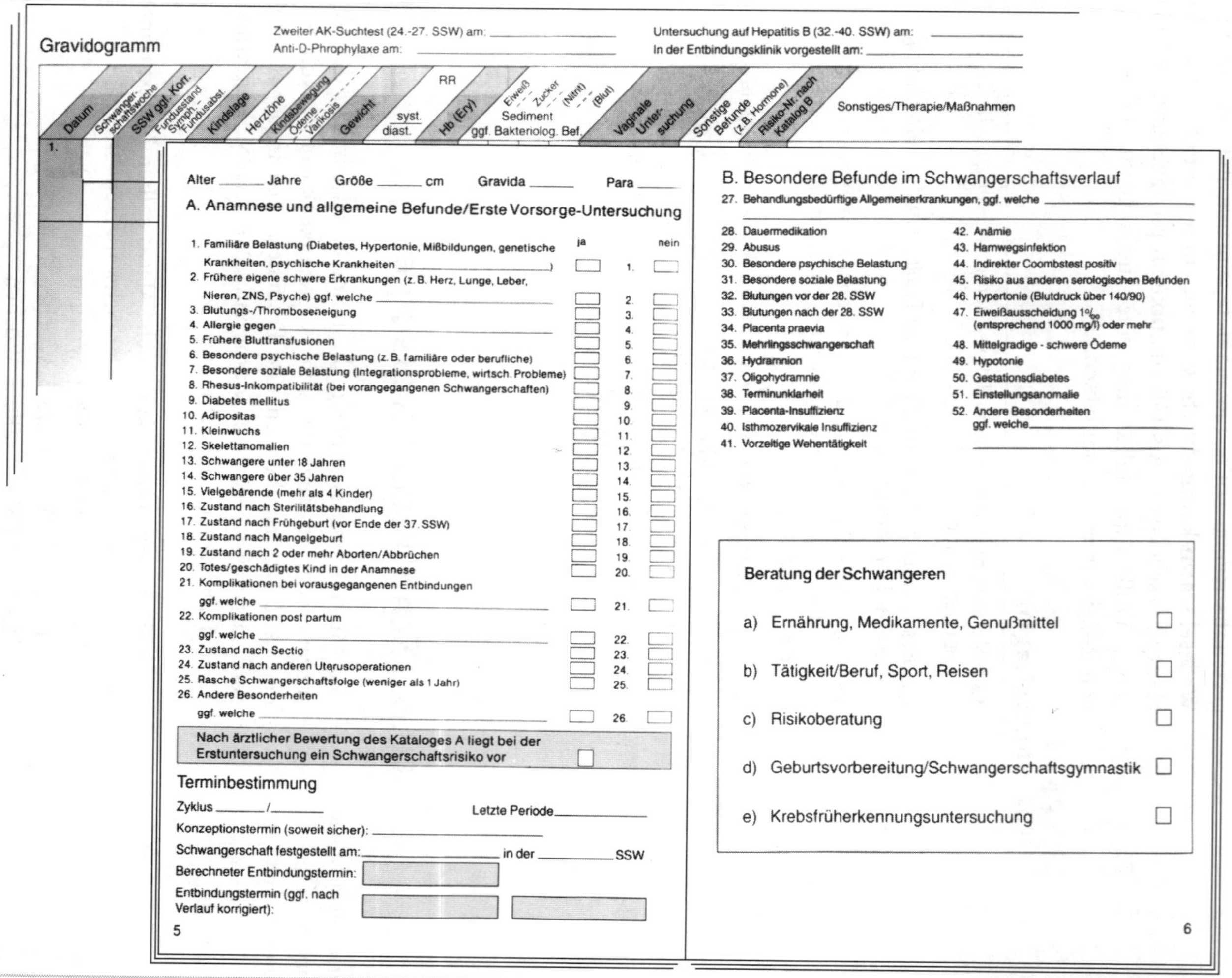

Gravidogramm

Datum | Schwangerschaftswoche | SSW ggf. korr. | Fundusstand Symph.-Fundus-Abstand | Kindslage | Herztöne | Kindsbewegungen | Varikosis | Ödeme | Gewicht | RR syst. diast. | Hb (Ery) | Sediment ggf. Bakteriolog. Bet | Zucker | Eiweiß (Blut) | (Urin) | Vaginale Untersuchung | Sonstige Befunde (z.B. Hormon) | Risiko-Nr. nach Katalog B | Sonstiges/Therapie/Maßnahmen

Zweiter AK-Suchtest (24.-27. SSW) am:
Anti-D-Prophylaxe am:
Untersuchung auf Hepatitis B (32.-40. SSW) am:
In der Entbindungsklinik vorgestellt am:

Alter _____ Jahre   Größe _____ cm   Gravida _____   Para _____

A. Anamnese und allgemeine Befunde/Erste Vorsorge-Untersuchung

ja   nein

1. Familiäre Belastung (Diabetes, Hypertonie, Mißbildungen, genetische Krankheiten, psychische Krankheiten
2. Frühere eigene schwere Erkrankungen (z. B. Herz, Lunge, Leber, Nieren, ZNS, Psyche) ggf. welche
3. Blutungs-/Thromboseneigung
4. Allergie gegen
5. Frühere Bluttransfusionen
6. Besondere psychische Belastung (z. B. familiäre oder berufliche)
7. Besondere soziale Belastung (Integrationsprobleme, wirtsch. Probleme)
8. Rhesus-Inkompatibilität (bei vorangegangenen Schwangerschaften)
9. Diabetes mellitus
10. Adipositas
11. Kleinwuchs
12. Skelettanomalien
13. Schwangere unter 18 Jahren
14. Schwangere über 35 Jahren
15. Vielgebärende (mehr als 4 Kinder)
16. Zustand nach Sterilitätsbehandlung
17. Zustand nach Frühgeburt (vor Ende der 37. SSW)
18. Zustand nach Mangelgeburt
19. Zustand nach 2 oder mehr Aborten/Abbrüchen
20. Totes/geschädigtes Kind in der Anamnese
21. Komplikationen bei vorausgegangenen Entbindungen
22. Komplikationen post partum ggf. welche
23. Zustand nach Sectio
24. Zustand nach anderen Uterusoperationen
25. Rasche Schwangerschaftsfolge (weniger als 1 Jahr)
26. Andere Besonderheiten ggf. welche

Nach ärztlicher Bewertung des Kataloges A liegt bei der Erstuntersuchung ein Schwangerschaftsrisiko vor

Terminbestimmung

Zyklus _____   Letzte Periode _____
Konzeptionstermin (soweit sicher): _____
Schwangerschaft festgestellt am: _____   in der _____ SSW
Berechneter Entbindungstermin: _____
Entbindungstermin (ggf. nach Verlauf korrigiert): _____

5

B. Besondere Befunde im Schwangerschaftsverlauf

27. Behandlungsbedürftige Allgemeinerkrankungen, ggf. welche

28. Dauermedikation
29. Abusus
30. Besondere psychische Belastung
31. Besondere soziale Belastung
32. Blutungen vor der 28. SSW
33. Blutungen nach der 28. SSW
34. Placenta praevia
35. Mehrlingsschwangerschaft
36. Hydramnion
37. Oligohydramnie
38. Terminunklarheit
39. Placenta-Insuffizienz
40. Isthmozervikale Insuffizienz
41. Vorzeitige Wehentätigkeit
42. Anämie
43. Harnweginfektion
44. Indirekter Coombstest positiv
45. Risiko aus anderen serologischen Befunden
46. Hypertonie (Blutdruck über 140/90)
47. Eiweißausscheidung 1‰ (entsprechend 1000 mg/l) oder mehr
48. Mittelgradige - schwere Ödeme
49. Hypotonie
50. Gestationsdiabetes
51. Einstellungsanomalies
52. Andere Besonderheiten ggf. welche

Beratung der Schwangeren

a) Ernährung, Medikamente, Genußmittel

b) Tätigkeit/Beruf, Sport, Reisen

c) Risikoberatung

d) Geburtsvorbereitung/Schwangerschaftsgymnastik

e) Krebsfrüherkennungsuntersuchung

6

Abb. 10.5 Auszug aus dem Mutterpaß. Abdruck mit freundlicher Genehmigung des Bundesausschusses der Ärzte und Krankenkassen

10.5.1 Erstuntersuchung

Die Erstuntersuchung sollte so früh wie möglich durchgeführt werden, um Störungen bei Mutter und Kind frühzeitig zu entdecken.

Anamnese der Schwangeren

Hierbei wird eine genaue Anamnese der Schwangeren erstellt, zu der für die Geburtshilfe genau definierte Begriffe verwendet werden.

Unterschied Gravida und Para

- Der Begriff **Gravida** = Schwangere gibt Aussage über die bisherigen Schwangerschaften, unabhängig davon, ob die Schwangerschaft ausgetragen wurde oder nicht.
- Der Begriff **Para** = Gebärende gibt Aussage über die Anzahl der bisher geborenen Kinder:
  - *Primipara*   Erstgebärende
  - *Pluripara*   Mehrgebärende mit 2–5 Geburten
  - *Multipara*   Vielgebärende mit mehr als 5 Geburten.

Beispiel: III Gravida, I Para heißt, die Frau hatte 3 Schwangerschaften, hat aber nur 1 Kind geboren.

Von Wichtigkeit sind auch Besonderheiten bei vorausgegangenen Schwangerschaften und Geburten.

Berechnung des Geburtstermines

Über die Zyklusanamnese wird der Geburtstermin berechnet. Je nachdem, ob vom ersten Tag der letzten Blutung oder vom Tag der vermuteten Konzeption ausgegangen wird, erhält man eine unterschiedliche **Schwangerschaftsdauer:**

- post conceptionem: 266 Tage, 38 Wochen
- post menstruationem = NAEGELsche Regel: 280 Tage, 40 Wochen.

- **p.c.** = post conceptionem, Zeit der Konzeption bis zum Geburtstermin, ca. 266 Tage = 38 Wochen
- **p.m.** = post menstruationem, Zeit vom ersten Tag der letzten Menstruation bis zum Geburtstermin, ca. 280 Tage = 40 Wochen. Diese Berechung wird NAEGELsche Regel genannt.

NAEGELsche Regel

EGT Errechneter Geburtstermin	Beispiel 32tägiger Zyklus, letzte Periode am 13.03.95
Erster Tag der letzten Regel	13.03.95
+ 7 Tage	+ 7 Tage
– 3 Monate	– 3 Monate
+/– Anzahl der Tage, die vom 28tägigen Zyklus abweichen	+ 4 Tage
+ 1 Jahr	+ 1 Jahr
Ergebnis	**24.12.95**

Aber Am errechneten Termin kommen nur 4 % der Kinder zur Welt, 26 % innerhalb von 7 Tagen um den EGT und 66 % innerhalb von 21 Tagen um den EGT.

- Körperliche
  Untersuchung
- Krankheitsanamnese
- Blutentnahme.

❶ Die **körperliche Untersuchung** beinhaltet die Bestimmung der Beckenmaße von außen.

Eine **ausführliche Krankheitsanamnese** fragt nach Herz-Kreislauferkrankungen (z.B. Herzfehler, Hypertonie), Stoffwechselerkrankungen (z.B. Diabetes mellitus), Geschlechtskrankheiten und Operationen im Genital- und Beckenbereich.

Die **Blutuntersuchung** beinhaltet den Röteln-HAH-Test (Hämagglutinationshemmtest), den TPHA-Test (Treponema-pallidum-Hämagglutinationstest bei Lues), eine Chlamydien- und Toxoplasmoseserologie, eine HBsAg-Bestimmung (Hepatitis-B-surface-Antigen), eine Blutgruppen- und Rhesusfaktorbestimmung mit Antikörpersuchtest und, mit Einwilligung der Schwangeren, einen HIV-Test.

10.5.2 Grunduntersuchung

- Normale
  Gewichtszunahme:
  250–400 g/Woche
- Blutdruck
  Grenzwert:
  140/90 mmHg
- Zucker, Eiweiß,
  Bakterien im Urin?
- Hb-Wert
- Ödeme und Varizen?
- Beschwerden?
- Zervixzytologie
- Fundusstand.

Die Grunduntersuchung umfaßt die allgemeine Untersuchung der Schwangeren mit folgender Diagnostik:
- Gewichtsbestimmung: normal ist eine Gewichtszunahme von 250–400 g/Woche
- Blutdruckmessung (Grenzwerte: 140/90 mmHg)
- Urinuntersuchung auf Zucker, Eiweiß, Bakterien
- Blutuntersuchung (Hb-Wert)
- Beobachtung von Ödemen und Varizen.

Außerdem wird nach neu aufgetretenen Beschwerden wie Blutungen und Schmerzen gefragt. Danach wird eine gynäkologische Tast- und Spekulumuntersuchung mit Zervixzytologie (☞ 1.5.2) und Fundusbestimmung angeschlossen.

Ultraschallscreening ist gesetzlich dreimal vorgeschrieben.

Die Grunduntersuchung wird je nach SSW durch unterschiedliche Untersuchungen ergänzt, deren zeitliche Abfolge nicht streng festgelegt ist. Es gibt jedoch grobe Richttermine:
- *9.–12. SSW* I. Ultraschalluntersuchung
- *14.–16. SSW* Ggf. Amniozentese ☞ 10.3.3
- *19.–22. SSW* II. Ultraschalluntersuchung
- *25.–32. SSW* 2. Antikörpersuchtest
- *Ab 28. SSW* Kontrolle der kindlichen Herztöne (Auskultation, CTG)
- *29.–32. SSW* III. Ultraschalluntersuchung
- *Ab 30. SSW* Lagefeststellung
- *36.–40. SSW* CTG wöchentlich
- Nahe am Entbindungstermin: 2. HBsAg-Bestimmung
- Bei auffälligem Fluor: Mikrobiologischer Abstrich.

10.5.3 Ultraschalluntersuchung

Ein dreimaliges Ultraschallscreening ist ebenfalls in den Mutterschaftsrichtlinien vorgesehen. Ab der 6. SSW kann durch Ultraschall die fetale Herzaktion registriert werden.

I Bestimmung der SSW, Intaktheit und Lokalisation der Gravidität.

I. Ultraschallscreening

(9.–12. SSW): Messung der Frucht geben Auskunft über die Schwangerschaftswoche. Es wird dabei die Scheitelsteißlänge (SSL) bestimmt. Der Früh-Ultraschall ist sehr genau. Bei Differenzen zwischen dem errechneten Geburtstermin, bestimmt durch die letzte Periode und dem Ultraschallbefund, wird die Schwangerschaftswoche nach diesem ersten Ultraschallbefund korrigiert. Außerdem gibt der Ultraschall Auskunft über die Lokalisation und Intaktheit der Schwangerschaft.

II Vitalitätskontrolle, Mißbildungsausschluß.

II. Ultraschallscreening

(19.–22. SSW): Die zweite Ultraschalluntersuchung dient der Vitalitätskontrolle, dem Ausschluß fetaler Fehlbildungen und der Beurteilung der Fruchtwassermenge und der Plazentalokalisation.

Nach Vermessung des Schädels, des Bauches und der Länge des Oberschenkelknochens des Kindes können mit Hilfe standardisierter Tabellen die Größe und Schwangerschaftswoche bestimmt werden.

III Zeitgerechte Entwicklung.

III. Ultraschallscreening

(29.–32. SSW): Bei der dritten Ultraschalluntersuchung wird die zeitgerechte Entwicklung beurteilt. Zu große (large for gestation age = LGA) Kinder und zu kleine (small for gestation age = SGA) Kinder bedürfen einer besonderen Kontrolle.

Bei Problemfällen wie fetaler Wachstumsretardierung, fetalen Fehlbildungen, Raucherinnen, Diabetikerinnen und bei Übertragung kann zusätzlich der geburtshilfliche Doppler-Ultraschall eingesetzt werden. Hierbei werden die Strömungsprofile verschiedener Gefäße (A. umbilicalis, fetale Aorta, A. cerebri media des Kindes) untersucht. Bei krankhaften Veränderungen treten typische Veränderungen der Strömungsprofile auf.

10.5.4 Fundus- und Lagebestimmung

Höhe des Fundusstandes bestimmt die Schwangerschaftswoche.

Die äußere Fundusbestimmung ist ab der 16. SSW möglich, da der Uterus dann ca. 3 cm oberhalb der Symphyse tastbar ist (Abb. 10.6).

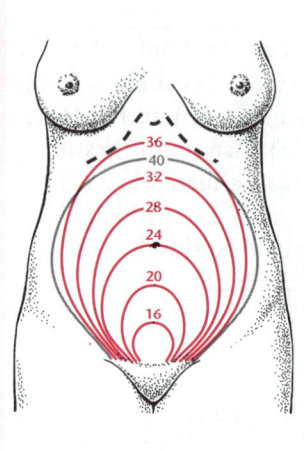

SSW	Fundusstand
40.	2 Querfinger unterhalb des Rippenbogens
36.	Am Rippenbogen (höchster Stand)
32.	Zwischen Nabel und Xiphoid
28.	3 Querfinger oberhalb des Nabels
24.	Am Nabel
20.	3 Querfinger unterhalb des Nabels
16.	2 Querfinger über der Symphyse
12.	Obere Symphysenkante

Abb. 10.6
Fundusstände

LEOPOLD-Handgriffe bestimmen die kindliche Lage.

❷ In der Spätschwangerschaft gibt es zusätzlich Handgriffe, die nach dem deutschen Gynäkologen CH. G. LEOPOLD benannt sind. Die LEOPOLD-**Handgriffe** dienen mehr der Beurteilung der kindlichen Lage als der Fundusbestimmung (Abb. 10.7):

- 1. LEOPOLD-Handgriff: Bestimmt den Fundusstand
- 2. LEOPOLD-Handgriff: Bestimmt die Stellung des kindlichen Rückens
- 3. LEOPOLD-Handgriff: Unterscheidung zwischen Beckenendlage und Schädellage
- 4. LEOPOLD-Handgriff: Bestimmung des Höhenstandes des vorausgehenden Teils des Kindes, der bereits in das Becken eingetreten ist.
- 5. LEOPOLD-Handgriff (ZANGEMEISTER Handgriff): Abklärung, ob ein Mißverhältnis zwischen Kind und Becken besteht. Überragt der Kopf die Symphyse, dann besteht ein Mißverhältnis.

10.5.5 Kardiotokogramm

CTG zeichnet kindliche Herztöne und Wehen auf.

❸ Das **Kardiotokogramm** (CTG) dient dazu, die kindlichen Herztöne und die Wehentätigkeit der Mutter zu beurteilen. Mit Hilfe von zwei Messknöpfen (Sensoren), die mit einem Gummiband an dem Bauch der Mutter befestigt werden, werden gleichzeitig kindliche Herztöne und die Wehen der Mutter registriert.

Vor dem Anlegen des CTGs wird der Papierstreifen mit Namen und Geburtsdatum der Mutter, Datum, Uhrzeit, errechnetem Geburtstermin und eingenommenen Medikamenten beschriftet. Die Mutter sollte zur Vermeidung des **Cava-Kompressionssyndromes** (☞ 10.3) auf der linken Seite liegen. Der Wehenknopf wird am Fundus, der Herztonknopf an der Stelle des Maximums der kindlichen Herztöne (meist über dem Rücken des Kindes) befestigt.

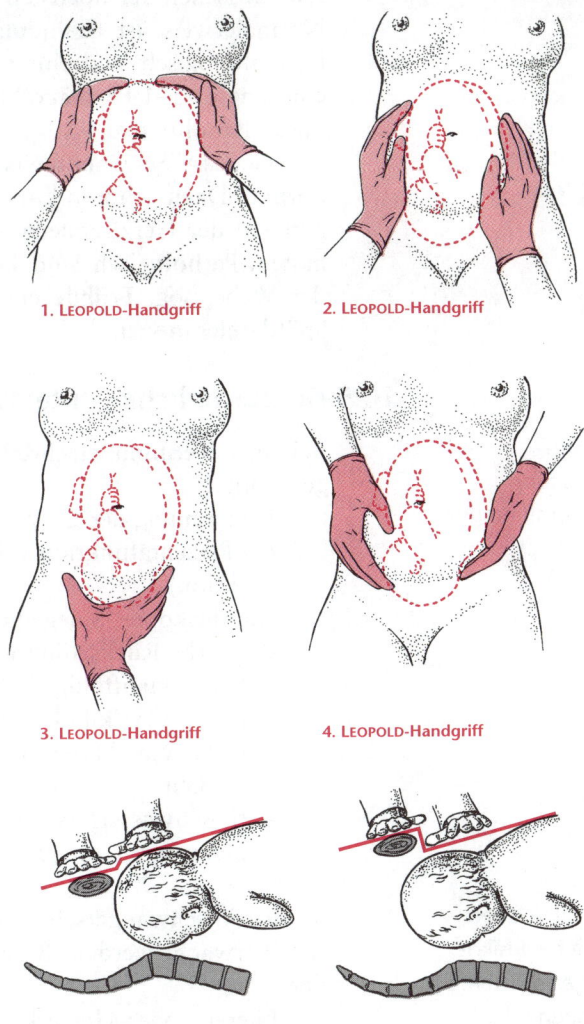

1. LEOPOLD-Handgriff   2. LEOPOLD-Handgriff

3. LEOPOLD-Handgriff   4. LEOPOLD-Handgriff

ZANGEMEISTER Handgriff (5. LEOPOLD-Handgriff)

Abb. 10.7
LEOPOLD-Handgriffe

Beurteilt werden:
- Basalfrequenz
- Bandbreite
- Akzelerationen
- Dezelerationen.

Beim CTG, welches ca. eine halbe Stunde aufgezeichnet wird, werden die Schwankungen der kindlichen Herzfrequenz beurteilt: Normal ist eine **Basalfrequenz** (Mittelwert der Herzfrequenz) von 120–160 Schlägen/Minute. Bei Hypoxie oder einem Cava-Kompressionssyndrom kommt es zur Bradykardie (leichte Bradykardie: < 120 Schläge/Minute; schwere Bradykardie: < 100 Schläge/Minute). Bei Streß, Flüssigkeitsmangel, Infektion oder Medikamenteneinnahme kann es zu einer Tachykardie kommen (leichte Tachykardie: > 160 Schläge/Minute; schwere Tachykardie > 180 Schläge/Minute).

Die **Bandbreite** (Oszillationsamplitude) beschreibt die Differenz zwischen der höchsten und der niedrigsten Herzfrequenz. Normalerweise ist sie **undulatorisch** mit 10–25 Schlägen/Minute. Pathologisch sind eine **saltatorische** (> 25 Schläge/Minute), **eingeengte** (5–10 Schläge/Minute) oder **silente** (< 5 Schläge/Minute) Bandbreite.

Gewisse Schwankungen der kindlichen Herzfrequenz sind normal. Dazu gehören kurzzeitige **Akzelerationen** (Beschleunigungen) der Herzfrequenz, die nicht länger als 10 Minuten anhalten. Pathologisch sind **Dezelerationen** (Herztonabfälle) mit der Wehe, sog. **Frühdezelerationen**, und nach der Wehe, sog. **Spätdezelerationen**.

10.5.6 Zusätzliche Untersuchungen

Bei Termin-
überschreitung:
- Östriolbestimmung
- Amnioskopie.

Bei einer **Terminüberschreitung** sind zusätzliche Untersuchungen nötig:

- Bestimmung der E_3-Werte (Östriolwerte) zur Überprüfung der Plazentafunktion (niedrige Werte = schlechte Plazentafunktion)
- Amnioskopie: Spiegelung des Fruchtwassers, welches über die Farbe Rückschluß auf den Zustand des Kindes erlaubt:
  - klar: unauffällig
  - grün: V.a. kindlichen Sauerstoffmangel
  - gelb: V.a. Hyperbilirubinämie und Rhesusunverträg - lichkeit
  - fleischwasserfarben: V.a. Kindstod
  - keine Käseschmiere (Vernix): Übertragung.

Engmaschige Über-
wachung bei Risiko-
schwangerschaften:
- Erkrankung der
  Mutter
- Zervixinsuffizienz
- Mehrlinge
- Erstgebärende < 16,
  oder > 32 Jahre.

Bei **Risikoschwangerschaften** muß die Schwangere engmaschiger überwacht werden. Beispiele für Risikoschwangerschaften sind:

- Nieren- oder Herzerkrankungen der Mutter
- Stoffwechselerkrankungen der Mutter (Diabetes mellitus)
- Suchterkrankung der Mutter (Alkohol, Drogen, Nikotin)
- Komplikationen bei vorausgegangenen Schwangerschaften oder Geburten
- Zervixinsuffizienz
- Anämie der Mutter
- Mehrlingsschwangerschaft
- Erstgebärende < 16 Jahre oder > 32 Jahre
- Adipositas der Mutter.

10.5.7   Beratung der Schwangeren

Eine Schwangerschaft erfordert keine völlige Umstellung der Lebensgewohnheiten der Schwangeren, jedoch sind einige Dinge zu beachten.

Ernährung

Bedarf an Eiweiß, Kalzium, Eisen und Jodid erhöht. Eiweiß- und kohlenhydratreiche, fettarme Mischkost.

❹   In der Schwangerschaft besteht durch den Wachstumsprozeß des Kindes und die körperlichen Veränderungen der Frau ein **erhöhter Bedarf an Eiweiß, Kalzium, Eisen und Jod**. Die abwechslungsreiche Mischkost sollte eiweißreich (80–100 g), kohlenhydratreich (320–380 g) und fettarm (60–80 g) sein.

Viel frisches Obst und Gemüse decken den erhöhten Vitamin- und Mineralstoffbedarf. Milchprodukte wie Joghurt, Quark und Käse enthalten viel Kalzium und liefern zusätzlich Eiweiß. Bei Vegatarierinnen ist auf eine ausreichende Zufuhr von Eisen und Vitaminen zu achten, ggf. durch Ergänzungspräparate. Um den Bedarf an Jod in Jodmangelgebieten zu decken, wird die Einnahme von Jodid als Tablette zur Strumaprophylaxe empfohlen. Sonst reichen häufig die Verwendung von Jodsalz und der Verzehr von Seefisch aus.

Wegen der Gefahr einer Toxoplasmose sollte die Schwangere kein rohes Fleisch essen (☞ 11.6.2).

Der Flüssigkeitsbedarf liegt bei 2–2,5 l/Tag, wobei auf kalorienreiche Getränke wie Cola, Limonade verzichtet werden sollte. Stattdessen lieber Früchtetees, verdünnte Obst- und Gemüsesäfte trinken.

Generell gilt: Nicht für zwei essen, aber auch keine Abmagerungs- oder Fastenkuren. Viele moslemische Frauen wissen nicht, daß das Fasten einer Schwangeren im Koran als Sünde betrachtet wird und fasten im Ramadan (moslemischer Fastenmonat).

Genußmittel und Drogenkonsum

Alkohol ist toxisch.

Alkohol ist auch in geringen Mengen toxisch und eine Gefahr für das Kind. Schon ab einer Menge von 100 ml Wein oder 200 ml Bier steigt das Mißbildungsrisiko deutlich an. Bei einem Nikotinabusus besteht das Risiko der Plazentainsuffizienz (☞ 11.3.1) und damit der Mangelentwicklung des Kindes.

Auch Tee- und Kaffeekonsum sollten eingeschränkt werden, da die Gefahr der Mangelentwicklung besteht.

Bei Drogenmißbrauch ist der Entzug für das Kind schlimmer als eine weitere Drogeneinnahme. Wenn möglich, sollte bei Heroinabhängikeit auf die Ersatzdroge Methadon umgestellt werden. Das Neugeborene muß nach der Entbindung unbedingt kinderärztlich überwacht werden, um ein Entzugssyndrom sofort therapieren zu können.

Zahnpflege

Gründliche Zahnpflege.

Durch die allgemeine Auflockerung des Bindegewebes kommt es häufiger zu Entzündungen und Blutungen des Zahnfleisches. Weiterhin ist die Kariesgefahr in der Schwangerschaft erhöht. Deshalb ist eine besonders **gründliche Zahnpflege** anzuraten.

Geschlechtsverkehr

Geschlechtsverkehr nur, wenn Schwangerschaft ohne Probleme.

Prinzipiell ist Geschlechtsverkehr möglich und erlaubt. Bei Problemen in der Schwangerschaft wie Blutungen, vorzeitigen Wehen oder einer Zervixinsuffizienz sollte auf Geschlechtsverkehr verzichtet werden. Der Orgasmus führt zu Uteruskontraktionen, wodurch Wehen ausgelöst werden können, und das Sperma erweicht durch seinen Prostaglandingehalt den Muttermund.

Sport

Regelmäßig leichte Sportarten.

Während der Schwangerschaft sind leichte, ungefährliche Sportarten wie Schwimmen, Wandern, leichte Gymnastik und Radfahren zu empfehlen. Kein Kraft- oder Hochleistungssport sowie Sportarten mit extremer Erschütterung betreiben.

Reisen

Langes Sitzen vermeiden.

Langes Sitzen sollte vermieden werden, z.B. bei langen Autofahrten. Deshalb Reisen mit der Bahn vorziehen. Von extremen Klimawechseln sowie Höhen-Urlauben über 2 500 m ist abzuraten. Bei Tropenreisen muß an die erhöhte Infektionsgefahr gedacht werden. Unbedingt vorher abklären, ob Schwangerschaftserkrankungen zu den Leistungen der Reiserücktrittsversicherung gehören.

Impfungen

Keine Impfungen mit Lebendwirkstoffen oder Toxoiden. Ausnahmen gelten für die Impfung gegen Tetanus und Poliomyelitis.

Medikamente

Medikamente nur, wenn absolut notwendig und ärztlich verordnet.

Prinzipiell sollten in der Schwangerschaft Medikamente nur sehr zurückhaltend und nur nach Rücksprache des Arztes eingenommen werden. Besonders während der Organogenese (☞ 10.2.6) ist die Fruchtanlage durch Medikamente gefährdet. Das Medikament Contergan ® (Thalidomid), ein Schlafmittel, ist ein Beispiel dafür, welche Schäden bei dem ungeborenen Leben entstehen können: Die Einnahme während der Schwangerschaft führte zu schweren Extremitätenanomalien.

Gegen einfache Schnupfenmittel wie Oximetazolin (Nasivin®) oder Xylometazol (Otriven®) sind keine Bedenken bekannt.

10.5.8 Geburtsvorbereitung

Viele Schwangere haben Angst vor der Geburt. Angst führt zu Verspannungen und stärkeren Schmerzen. Die Frau gerät so leicht in einen Teufelskreis, der unterbrochen werden muß. Informationen über folgende Themen helfen, die Ängste abzubauen: Geburtsablauf, Besichtigung des Kreißsaales, Möglichkeiten, mit Wehen umzugehen, Methoden der Schmerztherapie und Möglichkeiten der operativen Maßnahmen wie Zangenentbindung, Saugglocke oder Kaiserschnitt.

Schwangerschafts-
gymnastik ab der
30.–32. SSW.

Ab der 30.–32. SSW wird die spezielle Schwangerschaftsgymnastik empfohlen. Die schwangere Frau lernt dort beispielsweise, den Beckenboden zu entspannen und Wehen durch gezielte Atemtechniken zu unterstützen oder abzuschwächen (veratmen).

10.5.9 Mutterschutzgesetz

- Keine gefährlichen, schweren Arbeiten
- Nicht über 10 kg heben
- Keine Nacht- oder Schichtarbeit
- Kündigungsschutz
- Mutterschaftsurlaub.

Die schwangere Frau ist im Berufsleben gesetzlich durch das Mutterschutzgesetz geschützt:

- Sie darf keine Arbeit ausführen, bei der das Leben des Kindes oder der Mutter gefährdet werden könnte, z.B. durch Strahlenbelastung.
- Sie darf keine schwere körperliche Arbeit ausüben, z.B. nicht über 10 kg heben.
- Sie darf keine Nachtarbeit ausüben, d.h. nicht vor 6 Uhr und nicht nach 20 Uhr arbeiten. Abgesehen von Ausnahmeregelungen braucht sie auch nicht an Sonn- und Feiertagen zu arbeiten.
- Sie hat Kündigungsschutz.
- Die Schutzfrist, während der sie nicht zu arbeiten braucht, beginnt 6 Wochen vor und endet 8 Wochen (bei Mehrlingen 12 Wochen) nach der Entbindung.
- Sie kann Mutterschaftsurlaub bis zu 6 Monaten nach der Geburt nehmen, ohne den Anspruch auf ihren Arbeitsplatz zu verlieren. Dies gilt auch für den Erziehungsurlaub bis zu 3 Jahren.

⁉️ Übungsfragen

❶ Welche Untersuchungen werden bei der Erstuntersuchung einer Schwangeren durchgeführt?

❷ Was sind die LEOPOLD-Handgriffe?

❸ Was ist ein CTG? Was fällt Ihnen zur Beurteilung des CTGs ein?

❹ Was fällt Ihnen zum Thema Schwangerenberatung und Ernährung ein?

Störungen der Schwangerschaft

11.1 Störungen der Frühschwangerschaft ⚡

Empfindlichste Phase der Schwangerschaft. Aborte oder Störungen bei der Einnistung des Eis.

Die Frühschwangerschaft ist die **empfindlichste Phase** einer Schwangerschaft. Schädliche Einflüsse währenddessen führen häufig zu Abgängen der Frucht, einem Abort oder zu Störungen bei der Einnistung des Eis.

11.1.1 Störungen bei der Einnistung

- **Störungen in Form von unkontrollierten Wucherungen des Trophoblasten:**
  – Blasenmole
  – Chorionkarzinom.
- **Anlagestörung: Abortivei.**

Der **Trophoblast** spielt bei dem Prozeß der Einnistung (Nidation ☞ 10.2.4) die wichtigste Rolle. Die Zellen des Trophoblasten wachsen in das Endometrium ein. Die Wachstumstiefe und Ausdehnung wird normalerweise durch Stoffe aus dem Endometrium gehemmt. Ist diese hemmende Wirkung aufgehoben, so kann es zu unkontrollierten Wucherungen bis hin zur Karzinomentwicklung kommen.

Abortivei

Abortivei = Windmole = leere Fruchtblase.

Bei einem Abortivei (Molenschwangerschaft, Windei) besteht keine Embryonalanlage, und der Trophoblast ist unterentwickelt. Im Ultraschall zeigt sich eine **leere Fruchtblase.** Meist kommt es zum Spontanabort. Danach wird die Gebärmutter operativ ausgeschabt, sog. Kürettage oder instrumentelle Nachräumung.

Instrumentelle Nachräumung.

Blasenmole

Starke Übelkeit, Blutungen.

❶ Bei einer **Blasenmole** wachsen die Trophoblastenzellen und die Plazentazotten unkontrolliert. Es entstehen blasenartige Gebilde, die einen Teil (partielle Blasenmole) oder die gesamte Trophoblastenanlage (totale Blasenmole) betreffen. Bei der Blasenmole ist die Plazenta so stark verändert, daß die Frucht nicht wachsen kann. Es kommt zum Abort.

Die Symptome sind starke Übelkeit, Blutungen und Bläschen-abgang.

Diagnostik

- β-HCG sehr hoch
- Großer Uterus
- Schneegestöberbild im Ultraschall.

▪ *Gynäkologische Untersuchung:* auffällig großer Uterus
▪ *β-HCG-Wert:* extrem hoch
▪ *Ultraschall:* »Schneegestöberbild« des Trophoblasten ohne Nachweis einer Embryonalanlage.

Therapie

Instrumentelle Nachräumung, β-HCG-Kontrollen.

Operativ wird mit einer **Kürette** die gesamte Fruchtanlage aus der Gebärmutter entfernt. Wichtig ist die komplette Entfernung, da sich aus im Uterus verbleibenden Resten ein Chorionkarzinom entwickeln kann.

Nach der Ausschabung muß das β-HCG solange kontrolliert werden, bis es nicht mehr nachweisbar ist. Erst dann ist sicher, daß keine Reste im Uterus verblieben sind.

Chorionkarzinom

Häufige Metastasierung in die Lunge.

Bei einem Chorionkarzinom (= Chorionepitheliom, destruierende Mole) sind die Trophoblastenzellen entartet und wachsen zerstörend. Sie brechen sehr früh in die Blutbahn ein und metastasieren am häufigsten in die Lunge.

Ein Chorionkarzinom entsteht meistens nach einer Blasenmole (50 %) oder einer Fehlgeburt (30 %), seltener nach einer normalen Entbindung (20 %). Symptome sind Blutungen und selten die Auswirkungen von Fernmetastasen.

Chemotherapie beim Chorionkarzinom, Erfolgskontrolle über β-HCG-Bestimmung.

Diagnostik und Therapie entsprechen der der Blasenmole. Zusätzlich erfolgt, wenn sich bei der feingeweblichen Untersuchung die Diagnose bestätigt hat, eine **Chemotherapie** mit Methotrexat und die Suche nach Metastasen. Der Erfolg der Chemotherapie wird über den Abfall der β-HCG-Werte kontrolliert. Eine Dauerheilung ist sehr häufig möglich.

11.1.2 Extrauterine Einnistung

Extrauterine Schwangerschaft in Ovar, Tube oder freier Bauchhöhle möglich.

❷ Erfolgt die Einnistung der Schwangerschaft außerhalb der Gebärmutterhöhle, so wird von einer **Extrauteringravidität** (extra = außerhalb) gesprochen. Dies geschieht bei einer von 100 Schwangerschaften.

Das befruchtete Ei kann sich auf dem Weg in die Gebärmutter im Ovar, der Tube oder sogar in der freien Bauchhöhle festsetzen. Die häufigste Form der Extrauteringravidität ist die **Eileiterschwangerschaft.**

Ursachen

Mechanische Hindernisse, Fehlbildungen.

Die Ursachen können sein: Mechanische Hindernisse durch Verklebungen der Tube nach vorausgegangenen Entzündungen (Adnexitis ☞ 5.6), Endometrioseherde (☞ 7.3.1), Fehlbildungen des inneren Genitales oder Transportstörungen im Bereich der Tube.

Symptome

- Unterbauchschmerzen
- Schmierblutungen.

Unklare Unterbauchschmerzen und Schmierblutungen ungefähr 6–8 Wochen nach der letzten Regelblutung. Da sich der Trophoblast wegen des Platzmangels nicht voll entwickeln kann, bildet er zuwenig Schwangerschaftshormone, und es kommt zur Hormonentzugsblutung.

Gefahr: Tubarruptur

Die gefürchtete Komplikation ist die **Tubarruptur**. Ist der Platz im Eileiter für die wachsende Schwangerschaft aufgebraucht, so kann es zur **Ruptur** (Zerreißen) des Eileiters kommen. Akute Unterbauchschmerzen mit Schockgefahr treten auf. Es kann zur massiven Blutung in den Bauchraum durch gerissene Gefäße kommen. Eine sofortige Operation mit Entfernung der Eileiterschwangerschaft und Blutstillung muß erfolgen.

Diagnostik

- Gynäkologische Untersuchung
- Ultraschall
- β-HCG
- Laparoskopie.

- *Gynäkologische Untersuchung:* Druckschmerz im Bereich der Fruchtanlage
- *Ultraschall:* Intrauterin ist keine Schwangerschaft nachweisbar
- *β-HCG-Wert:* positiv
- Die *Laparoskopie* ist die sicherste Nachweismethode. Sie schließt andere Erkrankungen wie Adnexitis, Appendizitis und ein stielgedrehtes Ovar aus.

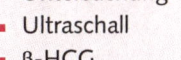

Therapie

Über eine Laparoskopie wird die fehlangelegte Schwangerschaft entfernt. Der Eileiter sollte, sofern es möglich ist, erhalten werden. Die Rezidivgefahr beträgt jedoch 25–30 %.

11.2 Fehlgeburt

- Frühabort
- Spätabort.

10 % aller Schwangerschaften enden mit einem **Abort** (Fehlgeburt). Nach dem Zeitpunkt des Abganges unterscheidet man:

- **Frühabort** Bis zur 16. Schwangerschaftswoche
- **Spätabort** Von der 16. bis zur 28. Schwangerschaftswoche.

Ursachen:
- Chromosomen- oder Spermienanomalien
- Fehlbildungen der Genitalorgane
- Zervixinsuffizienz
- Toxische Stoffe
- Gelbkörperschwäche.

❸ Die Ursachen sind vielfältig:
- Chromosomen- oder Spermienanomalien
- Fehlbildungen der Gebärmutter, z.B. Myome ☞ 7.3.3
- Zervixinsuffizienz: Unfähigkeit der Zervix, die Gebärmutter zu verschließen
- Infektionen
- Medikamente, Strahlenbelastung
- Stoffwechselerkrankungen, Tumoren
- Nikotinabusus, Alkoholabusus, Drogenabhängigkeit
- Progesteronmangel bei einer Schwäche des Gelbkörpers ☞ 2.5.2.

❹ Es werden verschiedene Abortformen unterschieden (Abb. 11.1).

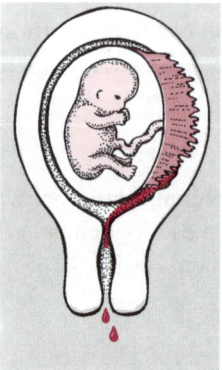

Abortus imminens
Muttermund geschlossen, Schwangerschaft intakt, leichte Blutung

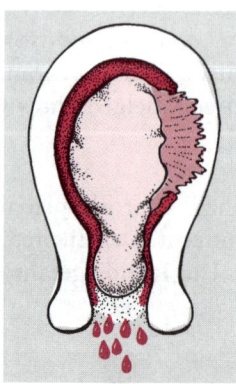

Abortus incipiens
Muttermund öffnet sich, fehlende Vitalitätszeichen, stärkere Blutung

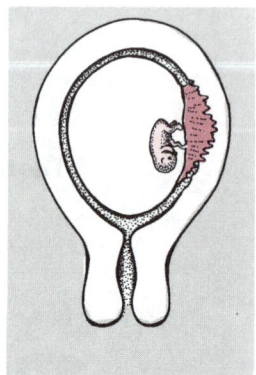

Missed abortion
(Muttermund geschlossen, Schwangerschaft nicht intakt, keine Blutung

Abb. 11.1 Abortstadien

11.2.1 Abortus imminens

- Blutung
- Schwangerschaft intakt.

Der Abortus imminens ist ein drohender Abort. Die Schwangerschaft ist intakt und der Muttermund geschlossen. Es treten lediglich leichte Blutungen auf.

Therapie

Bettruhe

Wichtig sind Bettruhe und Beruhigung der Patientin. Unterstützend werden Hormone (Progesteron) bei V.a. Corpus-luteum-Insuffizienz und Magnesium zur Wehenhemmung gegeben.

11.2.2 Abortus incipiens

- Blutung mit Gewebeabgang
- Schwangerschaft nicht intakt.

Bei einem Abortus incipiens (in Gang befindlicher Abort) ist die Schwangerschaft nicht mehr intakt und der Muttermund geöffnet. Es kommt zu starken Blutungen mit Gewebeabgang.

Therapie

Instrumentelle Nachräumung.

Es ist nicht möglich, die Schwangerschaft zu erhalten. Deshalb wird der Abort mit Prostaglandinen, die als Zäpfchen direkt vor den Muttermund gelegt werden und zur Muttermunderweichung führen, unterstützt. Nach dem Abort wird die Gebärmutter instrumentell nachgeräumt.

11.2.3 Abortus incompletus und Abortus completus

Schwangerschaft ganz oder teilweise abgegangen.

Es besteht keine Schwangerschaft mehr. Beim Abortus incompletus (unvollständiger Abort) sind noch Schwangerschaftsanteile in der Scheide sichtbar oder in der Gebärmutter nachweisbar. Beim Abortus completus (vollständiger Abort) sind alle Schwangerschaftsanteile abgegangen.

Die Frau hat Unterbauchschmerzen wie bei der Regelblutung. Es kommt zu Blutungen mit Gewebeabgang.

Therapie

Instrumentelle Nachräumung.

Instrumentelle Nachräumung, um alle Schwangerschaftsreste zu entfernen.

11.2.4 Missed abortion

- Frucht tot
- Keine Symptome.

Bei einem verhaltenen Abort (engl. missed abortion) stirbt die Frucht, ohne daß es zu Symptomen kommt. Der Muttermund bleibt geschlossen. Es treten keine Blutungen oder Schmerzen auf, nur manchmal treten leichte Blutungen oder bräunlicher Ausfluß auf. Oft wird ein verhaltener Abort erst bei einer Vorsorgeuntersuchung entdeckt.

Instrumentelle
Nachräumung.

Therapie

Die Therapie ist die gleiche wie beim Abortus incipiens. Um den Abgang der Frucht zu erleichtern, werden manchmal zusätzlich Wehenmittel verabreicht.

11.2.5 Febriler Abort

Infektion der
Schwangerschafts-
anteile.

Bei einem febrilen Abort kommt es zu einer Infektion der Schwangerschaftsanteile durch aufsteigende Keime. Die Gebärmutter wird druckschmerzhaft, und die Patientin fiebert (rektale Temperatur meist > 38 °C).

Therapie

Antibiose, dann
instrumentelle
Nachräumung.

Vor der instrumentellen Nachräumung muß erst die Infektion antibiotisch behandelt werden.

11.2.6 Septischer Abort

- Schüttelfrost mit
  hohem Fieber
- Schockzeichen.

Beim septischen Abort ist die Infektion auf das umgebende Gewebe übergetreten. Schüttelfrost und septische Temperaturen (bis 41 °C) sind die ersten Anzeichen. Bei fortschreitendem Verlauf können Schockzeichen und Gerinnungsstörungen mit Nierenversagen und Blutungen auftreten. Durch die in die Blutbahn eingeschwemmten Erreger kommt es zur Sepsis (allgemeine Blutvergiftung bei Einschwemmung von Keimen oder Toxinen in die Blutbahn).

Therapie

Intensivbehandlung
bei septischem Abort.

Intensivmedizinische Behandlung der Sepsis mit
- Schockbekämpfung
- Hochdosierten Antibiotikagaben
- Gabe von Gerinnungsfaktoren
- Anschließend erfolgt eine instrumentelle Nachräumung.

 Pflege Bei einem septischen Abort besteht akute Lebensgefahr! Regelmäßig Vitalzeichen und Temperatur kontrollieren und die Urinausscheidung überwachen und dokumentieren.

Übungsfragen

❶ Was ist eine Blasenmole und warum ist sie gefährlich?

❷ Beschreiben Sie bitte Ursachen, Symptome, Diagnostik und Therapie der Extrauteringravidität!

❸ Nennen Sie bitte mehrere Ursachen für eine Fehlgeburt!

❹ Welche verschiedenen Abortformen kennen Sie und wie werden sie therapiert?

11.3 Störungen der Plazenta

Störungen der Plazenta treten auf als funktionelle Störungen *(Plazentainsuffizienz)*, Anlagestörungen *(Plazenta praevia)*, Formanomalien *(Nebenplazenten)* oder Lösungsstörungen.

11.3.1 Plazentainsuffizienz

Nährstoff- und Sauer-
stoffversorgung sowie
Hormonproduktion
sind eingeschränkt.

Insuffizienz ist die Unzulänglichkeit eines Organs, seine normale Funktion zu erfüllen. Bei einer Plazentainsuffizienz sind die Nährstoff- und Sauerstoffversorgung des Kindes sowie die Hormonproduktion der Plazenta eingeschränkt.

Ursachen

- Mütterliche Erkrankungen
- Nabelschnurfehl- bildungen
- Erkrankungen des Kindes
- Vorzeitige Plazentalösung.

❶ Die Ursachen, die zu einer **Minderdurchblutung** der Plazenta führen, sind meist Erkrankungen der Mutter:

▪ Die mütterliche Sauerstoffversorgung ist durch Anämie, Herz-Kreislauf- oder Lungenerkrankungen gestört

▪ Allgemeine Durchblutungsstörungen durch Diabetes mellitus, Hypertonus, Nikotin- und Drogenkonsum oder Mangelernährung der Mutter.

Seltener liegt die Ursache in Nabelschnurfehlbildungen oder Erkrankungen des Kindes, z.B. Herzfehler. Auch durch die Übertragung des Kindes, eine EPH-Gestose (☞ 11.5.2) oder vorzeitige Plazentalösung (☞ 11.3.4) kommt es zur Plazentainsuffizienz.

Bei der vorzeitigen Plazentalösung handelt es sich um eine **akute Plazentainsuffizienz,** bei allen anderen Störungen um eine **chronische Plazentainsuffizienz.**

Klinik

Die chronische Plazentainsuffizienz verursacht keine Beschwerden oder Symptome bei der Mutter. Sie wird meist bei den Vorsorgeuntersuchungen (☞ 10.5.2) entdeckt.

Diagnostik

Wachstumskontrolle
des Kindes per
Ultraschall, Hormon-
untersuchung, CTG.

▪ Bei der **Wachstumskontrolle** des Kindes per Ultraschall (☞ 10.5.3) zeigt sich ein vermindertes Wachstum des Kindes.

▪ Eine **Hormonuntersuchung** (u.a. Östriol) an drei aufeinander folgenden Tagen (sog. E_3-Block) zeigt ein Abfallen der von der Plazenta gebildeten Hormone. Zur Beurteilung der Werte gibt es standardisierte Verlaufskurven, die angeben, ob der Wert normal ist oder nicht. Da die Hormonwerte sich tageszeitabhängig verändern, sollte die Blutentnahme immer morgens erfolgen.

- **Kardiotokographie** (☞ 10.5.5): Das CTG ist die beste Methode, einen Sauerstoffmangel beim Kind nachzuweisen. Zeigt beispielsweise die Herztonkurve des Kindes eine sehr langsame Herzfrequenz, so muß von einer Sauerstoffunterversorgung ausgegangen werden.

Therapie

*Akute
Plazentainsuffizienz:
Sofortige Entbindung.
Chronische
Plazentainsuffizienz:*
- Grundstörung
beseitigen
- Bettruhe
- Ggf. vorzeitige
Entbindung.

Bei der akuten Plazentainsuffizienz muß sofort entbunden werden. Bei der chronischen Form sollte möglichst die Grundstörung beseitigt werden. Zusätzlich verbessern Bettruhe und körperliche Schonung die Plazentadurchblutung. Die weitere Schwangerschaft gilt als Risikoschwangerschaft (☞ 10.5.6).

11.3.2 Anlagestörungen der Plazenta

❷ Manchmal erfolgt die Einnistung des Eis (☞ 10.2.4) nicht im mittleren Teil der Gebärmutter, sondern in der Nähe des Muttermundes. Mit zunehmender Schwangerschaft wächst die Plazenta und berührt oder bedeckt dabei den Muttermund (Abb. 11.2).

Placenta praevia
- *totalis*
- *marginalis*
- *partialis.*

Die **Placenta praevia totalis** bedeckt den inneren Muttermund vollständig, die **Placenta praevia partialis** bedeckt den inneren Muttermund teilweise. Die **Placenta praevia marginalis** reicht nur an den inneren Muttermund heran.

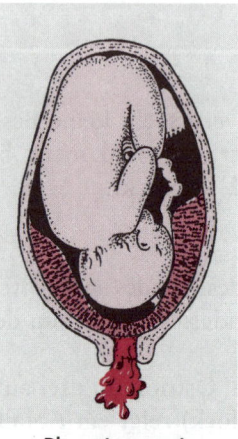

Placenta praevia
totalis

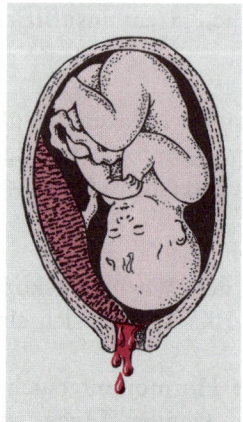

Placenta praevia
partialis

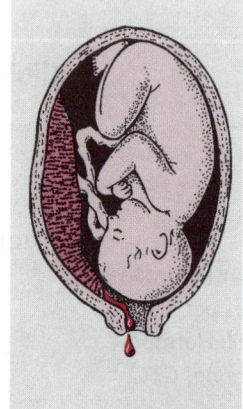

Placenta praevia
marginalis

Abb. 11.2 Formen der Placenta praevia

Eine Placenta praevia findet sich vermehrt bei Mehr- oder Vielgebärenden, Mehrlingsschwangerschaften, kurz aufeinander folgenden Schwangerschaften sowie nach Entzündungen oder Operationen am Endometrium.

Klinik

Schmerzlose Blutung

In den letzten Schwangerschaftswochen dehnt sich der untere Teil des Uterus. Dadurch werden Teile der Plazenta abgelöst. Es kommt zur schmerzlosen Blutung. Der Blutverlust betrifft primär die Mutter. Werden jedoch auch Zottengefäße abgerissen, tritt zusätzlich eine fetale Blutung auf. Bei starker Blutung besteht Lebensgefahr für Mutter und Kind!

Diagnostik

- Keine Tastuntersuchung!
- Ultraschall: Die Lage der Plazenta ist bestimmbar.
- Spekulumeinstellung: Bei offenem Muttermund kann Plazentagewebe gesehen werden.

Therapie

Abhängig von der Schwangerschaftswoche und der genauen Plazentalage.

Die Stärke der Blutung und die Schwangerschaftswoche bestimmen die Vorgehensweise:
- Leichte Blutung vor der 36. SSW:
  - Bettruhe und Wehenhemmung (Tokolyse) mit Sympathomimetikum (Partusisten ®)
  - Lungenreifebehandlung des Feten mit Betamethason (Kortikoid), um die Situation des Kindes bei vorzeitiger Entbindung zu verbessern
  - Hb-Kontrollen
- Blutung nach der 38. SSW: Entbindung.

Bei einer Plazenta praevia totalis ist immer ein Kaiserschnitt nötig. Bei einer Plazenta praevia marginalis und partialis sind manchmal Spontangeburten möglich. Bei lebensbedrohlicher Blutung muß das Kind sofort per Kaiserschnitt entbunden werden.

11.3.3 Formanomalien der Plazenta

Bei Schäden der Gebärmutterschleimhaut können Formanomalien der Plazenta in Form von kleinen Nebenplazenten sowie zwei- oder dreigeteilten Plazenten auftreten, die meist harmlos sind. Mögliche Komplikationen sind eine Plazentainsuffizienz und Lösungsstörungen in der Nachgeburtsperiode.

11.3.4 Lösungstörungen der Plazenta

Bei den Lösungsstörungen der Plazenta werden vorzeitige von den verspäteten Plazentalösungen unterschieden.

Vorzeitige Plazentalösung

Die Plazentalösung wird in drei Schweregrade unterteilt.

Die normal sitzende Plazenta löst sich vor der Geburt ab. Die Ursache ist zu mehr als 60 % ungeklärt.

Drei **Schweregrade** werden unterschieden:
- *Leicht*   Ablösung < 1/3 der Plazenta
- *Mittel*   Ablösung bis zu 2/3 der Plazenta
- *Schwer*   Ablösung > 2/3 der Plazenta.

Klinik

Schmerzhafte Blutung

❸ Symptome treten erst auf, wenn mehr als 1/3 der Plazentahaftfläche abgelöst ist. Es kommt zu plötzlichen, starken Bauchschmerzen, vaginaler Blutung und Schocksymptomen.

Diagnostik

- Massiv gespannter Uterus
- Ultraschall
- CTG.

- *Tastuntersuchung:* massiv gespannter, harter, druckempfindlicher Uterus
- *Ultraschall:* Hämatom hinter der Plazenta
- *CTG* (☞ 10.5.5): kindlicher Herztonabfall, eingeengte Herztöne.

Therapie   Sofortige Schnittentbindung!

Komplikationen

Vorzeitige Plazentalösung = akute Plazentainsuffizienz.

Die vorzeitige Plazentalösung stellt eine akute Plazentainsuffizienz dar mit akuter Lebensgefahr für das Kind und der Gefahr des Blutungsschocks der Mutter. Durch den gesteigerten Verbrauch gerinnungsaktiver Substanzen kommt es zu Gerinnungsstörungen der Mutter verbunden mit unstillbaren Blutungen (Verbrauchskoagulopathie).

Plazentalösungsstörung

Keine oder nicht vollständige Lösung der Plazenta spätestens 30 Minuten nach der Geburt.

Löst sich die Plazenta nicht oder nur unvollständig spätestens 30 Minuten nach der Geburt des Kindes, spricht man von einer Lösungsstörung.

Therapie
- Wehenmittel
- Spasmolytika
- Instrumentelle Nachräumung oder manuelle Plazentalösung.

Je nach der **Ursache** erfolgt die **Therapie:**
- Bei einer Wehenschwäche werden Wehenmitteln verabreicht (z.B. Oxytocin = Orasthin ®).
- Bei überfüllter Harnblase Blasenkatheter legen.
- Bei Muskelkrämpfen des Uterus Spasmolytika, z.B. Buscopan®.
- Ist die Plazenta bis in das Myometrium vorgewachsen oder sind Plazentareste zurückgeblieben, ist die **instrumentelle Nachräumung** (mit stumpfer Kürette) indiziert. Löst sich die gesamte Plazenta oder größere Teile nicht, wird die **manuelle Plazentalösung** vorgenommen: In Narkose wird mit der Hand die Plazenta bzw. deren Reste vorsichtig aus dem Uterus entfernt. Auch hiernach muß instrumentell nachgeräumt werden.

11.4 Störungen der Nabelschnur und der Eihäute

11.4.1 Nabelschnurvorfall

Lebensgefahr für das Kind beim Nabelschnurvorfall.

Nach dem Blasensprung ist die Eihaut nicht mehr geschlossen. Dadurch kann die Nabelschnur vor dem Kind in den Geburtskanal rutschen. Unter der Geburt wird dann die Nabelschnur eingeklemmt und für das Kind besteht akute Lebensgefahr, da die Sauerstoffversorgung unterbrochen ist.

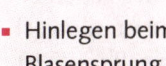

- Hinlegen beim Blasensprung
- Kindlichen Kopf mit der Hand hochdrücken
- Sofort Kaiserschnitt.

Therapie
- Beim Blasensprung sofort hinlegen!!!
- Mit der Hand das Kind ein Stück in den Geburtskanal zurück hochdrücken. Hand belassen, nicht herausziehen. Dadurch wird der Druck auf die Nabelschnur geringer.
- Sofortige Schnittentbindung einleiten.

11.4.2 Nabelschnurumschlingungen

Durch die Kindsbewegungen während der Schwangerschaft wickelt sich manchmal die Nabelschnur um das Kind. Tritt das Kind während der Geburt im Geburtskanal tiefer, entsteht ein Zug an der Nabelschnur, der die Gefäße abdrückt. Es kommt zum Sauerstoffmangel.

Therapie
Gabe von wehenhemmenden Mitteln, das Becken hochlagern. Bei starker kindlicher Beeinträchtigung muß eine Schnittentbindung folgen.

11.4.3 Ansatzanomalie der Nabelschnur

Ausgedehnte Blutungen möglich, da Nabelschnur in den Einhäuten ungeschützt verläuft.

Bei einer Ansatzanomalie setzt die Nabelschnur nicht zentral auf der Plazenta, sondern an den Eihäuten an. Die Nabelschnurgefäße verlaufen dadurch über eine große Strecke ungeschützt in den Eihäuten. Beim Blasensprung reißen die Eihäute, damit auch die Nabelschnurgefäße, und es kommt zu ausgedehnten Blutungen.

Therapie

Bei eröffnetem Muttermund rasche Entbindung unterstützt durch Zange oder Vakuum. Bei geschlossenem Muttermund sofort Schnittentbindung.

11.4.4 Vorzeitiger Blasensprung

❹ Normalerweise kommt es erst bei vollständig eröffnetem Muttermund zum Blasensprung. Manchmal kommt es jedoch vor Wehenbeginn zum Blasensprung.

Ursachen

- Entzündungen
- Mehrlinge
- Zu viel Fruchtwasser
- Vorzeitige Wehen
- Vorzeitige Muttermunderöffnung.

  ▪ Entzündungen
  ▪ Erhöhter Druck bei Mehrlingsschwagerschaften, zu viel Fruchtwasser oder Lageanomalien des Kindes
  ▪ Vorzeitige Wehen
  ▪ Vorzeitige Öffnung des Muttermundes bei Zervixinsuffizienz.

- Urin färbt Lackmuspapier rot
- Fruchtwasser färbt Lackmuspapier blau.

Nach dem Blasensprung geht Fruchtwasser ab. Es ist mit Lackmuspapier möglich, Urin von Fruchtwasser zu unterscheiden. Urin ist sauer und färbt das Papier rot, Fruchtwasser ist alkalisch und färbt das Papier blau. Achtung: Wenn der Urin-Ph > 7 ist, dann ist auch bei Urin das Lackmuspapier blau!

Therapie

Gefahr der Infektion, deshalb Geburtseinleitung innerhalb der nächsten 12 Stunden.

Da die Gefahr einer Infektion des Feten besteht, sollte die Geburt bei reifen Kindern innerhalb der nächsten 12 Stunden eingeleitet werden. Bei V.a. eine Infektion wird sofort mit Antibiotika therapiert. Bei vorzeitigem Blasensprung und unreifen Kindern wird eine Lungenreifebehandlung begonnen.

Wird eine Infektion wegen Fieber der Mutter oder fetaler Tachykardie vermutet, muß die Schwangerschaft beendet werden.

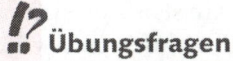 **Übungsfragen**

❶ Nennen Sie bitte Ursachen der chronischen Plazentainsuffizienz!

❷ Was ist eine Placenta praevia, welche Unterformen gibt es und was sind die Symptome?

❸ Nennen Sie bitte typische Symptome der vorzeitigen Plazentalösung!

❹ Wodurch wird ein vorzeitiger Blasensprung verursacht und warum ist er gefährlich?

11.5 Gestosen

Gestosen sind Erkrankungen, die nur in Zusammenhang mit einer Schwangerschaft entstehen.

In den ersten drei Monaten der Schwangerschaft auftretende Störungen sind **Frühgestosen,** deren wichtigste Form die Hyperemesis gravidarum ist.

Spätgestosen sind Erkrankungen der zweiten Schwangerschaftshälfte nach der 20. SSW. Vier Formen werden unterschieden: EPH-Gestose (Präeklampsie) und ihre Komplikationen: drohende Eklampsie, Eklampsie und HELLP-Syndrom.

11.5.1 Hyperemesis gravidarum

Die **Hyperemesis gravidarum** (Emesis = Erbrechen) bezeichnet ein häufiges und heftiges Erbrechen in der Frühschwangerschaft (6.–16. SSW).

Als Ursache wird der hohe β-HCG-Spiegel vermutet. Bei Mehrlingsschwangerschaften oder einer Blasenmole, die beide überdurchschnittlich hohe β-HCG-Spiegel aufweisen, tritt eine Hyperemesis gravidarum gehäuft auf.

Klinik

Übelkeit und Erbrechen mehrmals am Tag, unabhängig von den Mahlzeiten. Es kommt zur Gewichtsabnahme, Störungen des Wasser- und Elektrolythaushaltes, Hypotonie wegen des Volumenmangels und Abnahme der Urinmenge durch zu geringe Flüssigkeitsaufnahme.

Therapie

■ Leichte Symptome gehen oft nach der 12.–14. SSW von allein zurück, und es besteht keine Gefahr für das Kind.

Frühgestose:
- Hyperemesis

Spätgestosen:
- EPH-Gestose (= Präeklampsie)
- Drohende Eklampsie
- Eklampsie
- HELLP-Syndrom.

Erbrechen in der Frühschwangerschaft durch hohe β-HCG-Spiegel.

Übelkeit u. Erbrechen mehrmals täglich, Gewichtsabnahme, Elektrolytverschiebungen.

- Infusionstherapie
- Nahrungsaufbau
- ggf. Antiemetika.

- Schwere Fälle mit Kreislaufstörungen müssen stationär überwacht werden. Über Infusionen wird der Wasser- und Elektrolythaushalt ausgeglichen. Nach Abklingen der Symptome kann die Patientin mit leichter, fettarmer Kost wieder anfangen zu essen.
- Bei sehr schweren Fällen gibt man Antiemetika, z.B. Vomex A®.

Pflege

Den Patientinnen eher leichte Kost und mehrere kleine Mahlzeiten anbieten. Auf ausreichende Flüssigkeitszufuhr achten. Oft kann auch ein psychischer Faktor eine Rolle spielen: z.B. Gefühl der Überforderung, Ablehnung der Schwangerschaft.

11.5.2 EPH-Gestose (Präeklampsie)

Lebensgefahr für Mutter und Kind.

❶ Bei dieser schweren Erkrankung in der Spätschwangerschaft besteht Lebensgefahr für Mutter und Kind.

Leitsymptome
E = Edema (Ödeme)
P = Proteinurie
H = Hypertonie.

EPH steht für die Abkürzungen der drei Leitsymptome:
- Edema = Ödeme
- Proteinurie = vermehrte Eiweißausscheidung im Urin
- Hypertonie.

Jedes dieser Symptome kann alleine oder in Kombination auftreten. Der Begriff EPH-Gestose ist durch den Begriff Präeklampsie (Kombination von Hypertonie und Proteinurie) abgelöst worden.

Ursachen

- Vererbung
- Diabetes
- Übergewicht
- Hypertonie
- Nierenerkrankungen
- Mehrlinge
- Erstgebärende
  < 16 bzw. > 35 Jahre.

- Genetische Veranlagung: Ist bei der Mutter eine EPH-Gestose aufgetreten, ist das Risiko für die Tochter erhöht.
- Prädisponierende Faktoren sind Diabetes mellitus, Übergewicht, Hypertonus und Nierenerkrankungen der Schwangeren.
- Mehrlingsschwangerschaften.
- Schwangere, die jünger als 16 Jahre oder älter als 35 Jahre sind.

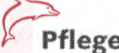 ### Klinik

- **Ödeme:** Geringe Ödeme an Händen oder Füßen sind nicht so bedeutend wie Ödeme am ganzen Körper. Auffällig ist eine Gewichtszunahme in den letzten drei Schwangerschaftsmonaten von > 500 g/Woche bei der leichten Form und > 1 000 g/Woche bei der schweren Form.
- **Proteinurie:** Eine Eiweißkonzentration im 24-Stunden-Urin bis 0,3 g/l ist normal. Ein Eiweißverlust von mehr als

0,5 g/l/24 Stunden ist verdächtig für eine leichte Form der EPH-Gestose; bei der schweren EPH-Gestose werden mehr als 3 g/l/24 Stunden ausgeschieden.

- **Hypertonie:** Blutdruckanstieg systolisch über 140 mmHg, diastolisch über 90 mmHg bei der leichten Form; über 140/100 mmHg bei der schweren Form.

Die Patientin über die Symptome einer drohenden Eklampsie aufklären, damit sie sich früh melden kann, wenn Symptome auftreten.

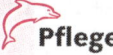

Therapie

Bei leichten Verlaufsformen genügt eine konservative Therapie:
- Blutdruckeinstellung mit Antihypertensiva
- Regelmäßige Laborkontrollen von Blutbild, Elektrolyten, Harnsäure, Leberwerten, Gesamteiweiß, Haptoglobin
- Engmaschige Überwachung des Feten über CTG
- Eiweißreiche, salzarme Kost.

Randnotiz:
- Blutdruckeinstellung
- Laborkontrollen
- CTG
- Eiweißreiche, salzarme Kost
- Ggf. Entbindung.

Bei schweren Verlaufsformen muß die Schwangerschaft beendet werden.

11.5.3 Drohende Eklampsie

❷ Bei der drohenden Eklampsie (Eklampsie = Krampf) treten weitere Symptome zu denen der Präeklampsie dazu:
- Kopfschmerzen, Augenflimmern, Sehstörungen, Übelkeit und Erbrechen
- Stärkere Nierenfunktionsstörungen bis Anurie
- Leberschwellung
- Plazentainsuffizienz
- Linksherzinsuffizienz bei massiver Hypertonie mit der Gefahr eines Lungenödems.

Randnotiz:
Zusätzliche Symptome:
- Kopfschmerzen
- Augenflimmern
- Sehstörungen
- Nierenfunktions-störungen
- Plazentainsuffizienz
- Linksherzinsuffizienz (→ Lungenödem).

Therapie

Symptome wie Augenflimmern und Übelkeit weisen schon auf einen möglichen Übergang in die Eklampsie hin, deshalb muß schnell gehandelt werden. Ziel der medikamentösen Therapie ist es, den Blutdruck zu senken und die Krampfschwelle des Gehirnes zu erhöhen, d.h. die Gefahr eines Krampfanfalles zu vermindern. Die Schwangerschaft muß möglichst schnell beendet werden.

Pflege

Raum abdunkeln, absolute Ruhe!

11.5.4 Eklampsie

Krampfanfall mit
Bewußtlosigkeit.

Bei der Eklampsie kommt es zum Krampfanfall mit Bewußtlosigkeit. Die Krämpfe beginnen an den Extremitäten und breiten sich über den ganzen Körper aus.
Therapie entspricht der der drohenden Eklampsie.

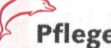

Pflege

Während eines Krampfanfalls Ruhe bewahren, Patientin vor Stürzen und Selbstverletzungen schützen und auf freie Atemwege achten; Arzt informieren!

11.5.5 HELLP-Syndrom

HELLP als Abkürzung
für auftretende
Komplikationen.

HELLP steht für die Abkürzungen der drei Komplikationen, die zusätzlich zu einer EPH-Gestose auftreten können:

- H = Hämolyse = Auflösen der Erythrozyten
- EL = Elevated Liver Enzymes = erhöhte Leberwerte
- LP = Low Platelets = erniedrigte Thrombozyten.

Schmerzen im rechten
Oberbauch als
Leitsymptom.

Leitsymptom sind Schmerzen im rechten Oberbauch. Wie bei der Eklampsie besteht eine ernste Bedrohung für Mutter und Kind. So können, besonders nach einer Schnittentbindung, lebensbedrohliche unstillbare Uterusblutungen auftreten.

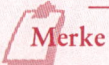

Therapie

Intensivüberwachung,
schnelle Entbindung.

- Intensivüberwachung mit EKG-Monitor, engmaschigen RR-Kontrollen und Messung der Urinausscheidung
- Evtl. Gabe von Thrombozytenkonzentraten bei Thrombozytopenie
- Schnelle (möglichst vaginale) Entbindung.

Merke

Um Frühsymptome einer Gestose zu erkennen, ist die Schwangerenvorsorge unverzichtbar. Eine leichte Form der EPH-Gestose (Präeklampsie) kann ohne große Risiken für Mutter und Kind behandelt werden. Bei schweren Verlaufsformen muß die Schnittentbindung schnellstmöglich durchgeführt werden.

Übungsfragen

❶ Beschreiben Sie bitte Ursachen, Klinik und Therapie der EPH-Gestose (Präeklampsie)!

❷ Was ist eine drohende Eklampsie, Eklampsie und ein HELLP-Syndrom?

11.6 Erkrankungen der Mutter

Bei schweren Erkrankungen der Mutter gilt die Schwangerschaft als Risikoschwangerschaft.

Leidet die Mutter an einer schwerwiegenden Grunderkrankung, so kann diese auch zu Problemen in der Schwangerschaft führen. Die Schwangerschaft wird als **Risikoschwangerschaft** eingeschätzt und intensiver betreut als eine normale Schwangerschaft.

11.6.1 Allgemeinerkrankungen der Mutter

Diabetes mellitus

Diabetes mellitus als häufigste Stoffwechselstörung in der Schwangerschaft (Gestationsdiabetes).

❶ Der Diabetes mellitus ist die häufigste Stoffwechselstörung während der Schwangerschaft. Es kann zur Hyperglykämie und **Ketoazidose** (Ansäuerung des Blutes) kommen. Oft tritt **erstmals** in der Schwangerschaft ein Diabetes auf, der sog. **Gestationsdiabetes.** Bei optimaler Einstellung der mütterlichen Blutzuckerwerte (< 100 mg/dl) ist heutzutage eine fast normale Schwangerschaft möglich. Es gibt jedoch typische Komplikationen bei Kind und Mutter sowie bei der Geburt.

Kindliche Komplikationen

- Hohe Frühgeburtsrate mit erhöhter perinataler Sterblichkeit
- Makrosomie
- Unreife
- Plazentainsuffizienz.

- Die Rate an Aborten, Frühgeburten und Fehlbildungen ist erhöht.
- **Makrosomie:** sehr große, dicke Kinder aufgrund des hohen Zuckerangebotes.
- Unreife des Kindes bei der Geburt kann zum Atemnotsyndrom (☞ 11.9) führen, da Insulin die Surfactant-Bildung (☞ 12.5.7) hemmt.
- Erhöhte perinatale Sterblichkeit der Kinder.
- Plazentainsuffizienz.

Geburtshilfliche Komplikationen

- Vorzeitiger Blasensprung
- Lageanomalien der Kinder
- Wehenschwäche.

Häufig besteht ein Polyhydramnion (☞ 10.3.3), welches vermehrt zu vorzeitigen Blasensprüngen, Wehenschwäche bei Uterusüberdehnung, Lageanomalien der Kinder und Nabelschnurvorfällen führt.

Mütterliche Komplikationen

- Hypoglykämie
- Verminderte Infektabwehr
- Häufig EPH-Gestosen.

- Bei Patientinnen, die schon vor der Schwangerschaft insulinpflichtig sind, kann es zu Hypoglykämien in der Frühschwangerschaft kommen (durch erhöhten Glukosebedarf).
- Verminderte Infektabwehr mit Neigung zu Harnweginfektionen und Nierenbeckenentzündungen.
- EPH-Gestosen treten häufiger auf.

Diagnostik

- Blutzuckertagesprofil
- Oraler Glukose-toleranztest.

▪ Blutzuckertagesprofil.

▪ Oraler Glukosetoleranztest (OGTT): 100 g Glukose einnehmen. Anschließend Kontrolle der Blutzuckerwerte nach 60, 120 und 180 Minuten.

▪ Pathologisch:
Nüchtern   > 100 mg/dl
60 Minuten   > 190 mg/dl
120 Minuten   > 170 mg/dl
180 Minuten   > 150 mg/dl.

▪ Kontrolle der Zuckerausscheidung im Urin.

Therapie

BZ-Einstellung um 100 mg/dl. Engmaschige Überwachung des Kindes (Ultraschall, CTG) und der Plazenta (Ultraschall, E_3-Werte).

▪ Optimale Einstellung der mütterlichen Blutzuckerwerte (< 100 mg/dl) entweder mit Diät oder mit Insulin

▪ Engmaschige Überwachung des Kindes mit Ultraschall alle 2–3 Wochen (Wachstum, Fehlbildungen)

▪ Engmaschige CTG-Kontrollen beim Kind

▪ E_3- (Östriol-) Wert-Kontrollen ab der 32. SSW (Plazentafunktion)

▪ Bei pathologischem CTG sollte ein Streßtest durchgeführt werden: Hierbei wird die kindliche Herzaktion unter Streß (Wehen) überprüft. Eine Sauerstoffunterversorgung zeigt sich in typischen Herzton-Verlaufskurven.

Herzerkrankungen

Risikoabwägung vor der Schwangerschaft.

Durch die Schwangerschaft wird das Herz-Kreislauf-System vermehrt belastet. Bestehende Herzerkrankungen können sich verschlimmern, z.B. angeborene oder erworbene Herzklappenfehler, Herzrhythmusstörungen oder Erkrankungen der Herzkranzgefäße. Es kann zu einer Herzinsuffizienz kommen.

Bevor eine herzkranke Frau schwanger wird, sollte durch eine kardiologische Untersuchung das Risiko für eine Schwangerschaft abgeschätzt werden. Die Symptome bei Herzerkrankungen werden in 4 Schweregrade eingeteilt:

▪ *1*   keine Symptome, keine Beeinträchtigung der Leistungsfähigkeit

▪ *2*   symptomatisch nur bei schwerer Belastung

▪ *3*   symptomatisch bei leichter Belastung

▪ *4*   symptomatisch im Ruhezustand.

Bei Schweregrad 1 und 2 kann eine Schwangerschaft weitgehend problemlos verlaufen. Bei Schweregrad 3 und 4 ist eine Schwangerschaft mit vielen Risiken behaftet, und es wird oft davon abgeraten.

Grundsätzlich sollte keine Schwangerschaft bei einer Dauermedikation mit Antikoagulantien (Marcumar ®, z.B. nach Herzklappenersatz) ausgetragen werden, da die Gefahr der Fehlbildungen beim Kind erhöht ist.

Anämie

Verstärkung durch physiologische Schwangerschaftsanämie.

Einnahme von Eisen.

Durch die physiologische Blutverdünnung während der Schwangerschaft wird eine vorbestehende Anämie verstärkt. Meist handelt es sich um eine Eisenmangelanämie, die mit der Einahme von Eisenpräparaten leicht zu therapieren ist. Nur in sehr ausgeprägten Fällen kommt es zu einer Mangelentwicklung des Kindes, vorzeitigen Wehen oder einer Plazentainsuffizienz (☞ 11.3.1).

Lungenerkrankungen

Asthma bronchiale
Asthmakranke Frauen zeigen während der Schwangerschaft zu 50 % keine Veränderung der Symptome, zu 30 % Besserung der Symptome und zu 20 % Verschlechterung der Symptome.
    Bei gut eingestelltem Asthma bronchiale ist kein Nachteil für das Kind zu erwarten.

Lungentuberkulose
Auch während der Schwangerschaft wird die Therapie der Lungentuberkulose konsequent weitergeführt. Es besteht keine Gefahr für das Kind. Das Neugeborene muß mit BCG geimpft werden.

Krampfadern

Erhöhtes Thrombose- und Lungenembolierisiko.

Durch die Schwangerschaft wird eine vorbestehende Varikosis (Krampfadern) verschlimmert, das Risiko einer Thrombose und Lungenembolie ist relativ hoch. Die Prophylaxe besteht im Tragen von Stützstrümpfen, häufigem Hochlagern der Beine und Wechselduschen.

11.6.2 Infektionskrankheiten der Mutter

❷ Durch mütterliche Infektionen in der Schwangerschaft ist nicht nur die Mutter, sondern auch das Kind gefährdet. Manche Erreger verursachen schwere Erkrankungen und Fehlbildungen beim Kind.

Merkhilfe STORCH.

Eine Merkhilfe für die wichtigsten Infektionen in der Schwangerschaft ist das Wort **STORCH**, das sich aus den Anfangsbuchstaben der folgenden Krankheiten zusammensetzt:

- Syphilis
- Toxoplasmose
- Others: HIV, Hepatitis, Windpocken, Masern, Mumps, Gonorrhoe, Ringelröteln, Chlamydien
- Röteln
- Cytomegalie
- Herpes simplex.

Syphilis

Angeborene
Syphilis: Lues connata
mit typischen Folgen.

Wird das Kind bereits während der Schwangerschaft infiziert, kommt es zur angeborenen Syphilis (Lues connata).

Folgen

- Hepatosplenomegalie (Leber- und Milzvergrößerung)
- Anämie
- Hautveränderungen: Fleckig-erhabener Ausschlag
- Zahnfehlbildungen, sog. Tonnenzähne
- Knochendeformitäten
- Schwerhörigkeit.

Kommt es erst unter der Geburt bei einer frischen Infektion der Mutter zur Übertragung auf das Kind, verläuft die Syphilis wie das Sekundärstadium beim Erwachsenen ☞ 6.1.2.

Toxoplasmose

Transplazentare
Toxoplasmose-
übertragung ab der
16. SSW.

Fet nur bei frischer
Erstinfektion gefährdet, deshalb Verzicht
auf rohes Fleisch und
Kontakt mit Katzen.

Die Toxoplasmose ist eine Erkrankung, die meistens unbemerkt oder mit leichten grippalen Symptomen der Mutter verläuft. Der Erreger Toxoplasma gondii gehört zu den Protozoen. Er wird über rohes Fleisch oder Katzen auf die Mutter und ab der 16. SSW auf den Feten übertagen.

Eine Gefahr für den Feten besteht nur bei frischer Erstinfektion der Mutter in der Schwangerschaft. Deshalb wird bei der Schwangerenvorsorge (☞ 10.5) der Toxoplasmose-Titer bestimmt. War noch keine Infektion vorhanden, sollte während der Schwangerschaft auf rohes Fleisch und Kontakt mit Katzen verzichtet werden.

Folgen

- Intrazerebrale Verkalkungen
- Augenentzündungen.

Die Folgen einer Infektion des Feten sind Hydrozephalus, Verkalkungen im Gehirn (intrazerebrale Verkalkungen) und Entzündungen der Ader- und Netzhaut des Auges (Chorioretinitis).

HIV

HIV Übertragung transplazentar, bei der Geburt und über die Muttermilch.

HIV-infizierte Mütter gebären zu ca. 30–50 % HIV-positive Kinder. Die Problematik besteht nicht so sehr in den Schäden, die das Kind intrauterin nimmt, als vielmehr in dem Verlauf der Krankheit an sich. Die Viren werden über die Plazenta, bei der Geburt und über die Muttermilch übertragen. Deswegen wird die Schnittentbindung und das Abstillen angeraten.

Hepatitis B

Hepatitisinfektion erst während der Geburt.

Kind aktiv und passiv impfen.

Hepatitis-B-Viren können die Plazenta nicht passieren. Sie sind also erst bei der Geburt eine Gefahr für das Kind. Um der Neugeboreneninfektion vorbeugen zu können, wird im Rahmen der Schwangerschaftsuntersuchungen das Blut auf Hepatitisviren bzw. -antikörper untersucht. Ist die Mutter infektiös (HBsAg-positiv), so wird das Neugeborene direkt nach der Geburt aktiv und passiv geimpft. Die Mutter kann ihr Kind stillen, da es durch die Impfungen sofort geschützt ist.

Chlamydien

Vorzeitige Wehen bei Chlamydieninfektion.

Konjunktivitis oder Pneumonie beim Kind.

Chlamydieninfektionen rufen in der Frühschwangerschaft vorzeitige Wehen hervor. Beim Kind führen sie zur Konjunktivitis oder Pneumonie. Deshalb müssen infizierte Mütter und deren Partner unbedingt behandelt werden.

Konjunktivitis ≙ Bindehautentzündung

Röteln

Rötelnembryopathie:
- Katarakt
- Herzfehlbildungen
- Innenohr-Schwerhörigkeit
- Geistige Behinderung.

❸ Eine Infektion mit Rötelnviren in der Schwangerschaft führt zur sog. **Rötelnembryopathie.** Je früher in der Schwangerschaft die Infektion erfolgt, desto größer ist das Mißbildungsrisiko. Nach Abschluß der Embryonalphase ist das Risiko relativ gering.

Um das Risiko einer Rötelninfektion in der Schwangerschaft zu verringern, sollte jede Frau im gebährfähigen Alter gegen Röteln geimpft sein. Im Rahmen der Schwangerenvorsorge wird der Antikörpertiter bestimmt.

Folgen

- Trübung der Augenlinse (Katarakt = grauer Star) bis zur Erblindung
- Herzfehlbildungen (offener Ductus Botalli, Ventrikelseptumdefekt)
- Taubheit (Innenohr-Schwerhörigkeit)
- Geistige Behinderung.

Therapie

Passive Impfung innerhalb von 8 Tagen. Indikation zum Schwangerschaftsabbruch.

Eine passive Impfung muß innerhalb von 8 Tagen nach dem Kontakt mit Röteln erfolgen. Wird diese Frist verpaßt, und ist eine Infektion gesichert, besteht in der 1.–12. SSW eine absolute, in der 13.–17. SSW eine relative Indikation zum Schwangerschaftsabbruch (☞ 11.10).

Zytomegalie

Häufigste prä- und perinatale Infektion.

≙ die Zeit um die Geburt

Schädigung des Kindes nur bei Erstinfektion.

Die Zytomegalie ist die **häufigste prä- und perinatale Infektion**. Die transplazentare Übertragung der Viren auf das Kind ist während der gesamten Schwangerschaft möglich. Auch hier gilt: Je früher die Infektion, desto größer ist das Mißbildungsrisiko. Eine Schädigung für das Kind ist nur bei der Erstinfektion der Mutter während der Schwangerschaft zu erwarten.

Folgen

- Hepatospleno-megalie
- Geistige Retardierung
- Hörschäden.

- Geistige Retardierung
- Hörschäden
- Pneumonie und Bronchitiden
- Hepatosplenomegalie (Leber- und Milzvergrößerung)
- Anämie.

Herpes simplex

Kaiserschnitt bei frischer Herpes-simplex-Infektion (Typ II) der Mutter, da kindliche Sterblichkeit sehr hoch.

Bei einer primären Infektion der Mutter mit Herpes simplex Viren Typ II infiziert sich in ca. 90 % der Fälle das Kind während der Geburt. Die kindliche Sterblichkeit bei einer Herpes-Infektion (☞ 6.2.2) ist sehr hoch. Deshalb wird bei einer frischen Infektion der Mutter ein Kaiserschnitt durchgeführt, um den Kontakt des Kindes mit den Herpesbläschen an den Genitalien zu vermeiden. Danach muß das Kind jedoch mit Zovirax ® therapiert werden.

Die rezidivierende Infektion hat ein Infektionsrisiko von nur 4 %. Besteht keine massive Infektion, so kann das Kind spontan zur Welt kommen.

11.7 Blutgruppenunverträglichkeiten

Blutgruppenunverträglichkeiten zwischen Mutter und Kind können das Rhesussystem, das AB0-Blutgruppensystem oder seltene Blutgruppenfaktoren betreffen.

11.7.1 Unverträglichkeit im Rhesussystem

Rhesusinkompatibilität bei Rh-negativer Mutter und Rh-positivem Kind.

Im Blutgruppensystem bezeichnet der Rhesusfaktor D (Rh) ein bestimmtes Antigen auf den Erythrozyten. Ist er vorhanden, spricht man von Rh-positiv oder Rh-D, fehlt er, von Rh-negativ oder Rh-d. Der Rhesusfaktor wird dominant vererbt. Deshalb kann eine Rh-negative Frau von einem Rh-positiven Mann auch ein Rh-positives Kind bekommen. Bei der Geburt oder Fehlgeburt gelangen kindliche Erythrozyten in das mütterliche Blut. Die Rh-negative Mutter bildet Anti-D-Antikörper der Klasse IgG (plazentagängig) gegen die Rh-positiven Erythrozyten, da eine **Rhesusinkompatibilität** vorliegt. Gegen weitere Rhesusfaktoren (C, c, E, e) werden nur selten Antikörper gebildet.

❹ Gelangen ein zweites Mal Rh-positive Erythrozyten in das mütterliche Blut, z.B. während einer weiteren Schwangerschaft mit einem Rh-positiven Kind oder über eine Bluttransfusion, bilden sog. Gedächtniszellen des Immunsystems schnell große Mengen der Anti-D-Antikörper. Diese sind plazentagängig und zerstören die kindlichen Erythrozyten. Es kommt zum **Morbus haemolyticus fetalis** bzw. **neonatorum** (Morbus = Krankheit, Hämolyse = Blutauflösung).

Klinik

Morbus hämolyticus fetalis:
- Anämie
- Generalisierte Wassersucht
- Post partum: Kernikterus.

Das Ausmaß der Schädigung ist umso größer, je mehr Antikörper auf das Kind übergetreten sind. Durch die Zerstörung der Erythrozyten kommt es zur Anämie und Zunahme der Bilirubinkonzentration im Blut. Nach der Geburt besteht die Gefahr eines **Kernikterus** (☞ 12.5.7). Die schwerste Verlaufsform des Morbus haemolyticus fetalis ist eine generalisierte Wassersucht (Hydrops fetalis) mit Aszites und Ödemen, die zum intrauterinen Fruchttod führen kann.

Therapie

Bilirubinwertkontrolle und Phototherapie, ggf. Austauschtransfusion.

- Engmaschige Überwachung der Bilirubinwerte.
- Bei hohen Bilirubinwerten **Phototherapie**: Bestrahlung des Neugeborenen mit blauem Licht (410–530 nm Wellenlänge), das wasserunlösliches Bilirubin in eine wasserlösliche Verbindung umwandelt, die ausgeschieden werden kann.
- Postnatale Austauschtransfusionen bei lebensdrohlicher Anämie.

Prophylaxe

Um bei Rh-negativen Frauen die Antikörperbildung zu verhindern, werden Anti-D-Immunglobuline gespritzt:

- Als Prophylaxe in der 28. SSW bei Rh-negativen Frauen
- Nach der Geburt eines Rh-positiven Kindes
- Bei Blutungen in der Schwangerschaft
- Nach einem Abort oder Schwangerschaftsabbruch
- Nach Eingriff in der Schwangerschaft, z.B. Amniozentese.

Anti-D-Prophylaxe bei Rh-negativen Frauen.

Vorhandene Rh-positive Erythrozyten werden durch das Anti-D abgefangen und beseitigen den Anreiz für die Antikörperbildung.

11.7.2 ABO-Unverträglichkeiten

Hat die Mutter die Blutgruppe 0 und das Kind die Blutgruppe A oder B, kann es nach der Geburt durch mütterliche Antikörper zur verstärkten Hämolyse beim Kind kommen.

Unverträglichkeit, wenn Mutter Blutgruppe 0 hat, und das Kind A oder B.

Klinik

Der Verlauf der Erkrankung ist im Gegensatz zur Rhesusinkompatibilität meist sehr milde, da sich die Antigene A und B der kindlichen Erythrozyten erst gegen Ende der Schwangerschaft ausbilden. Außerdem fangen die natürlich vorliegenden Antikörper Anti-A oder Anti-B der Mutter die kindlichen Erythrozyten meist ab, bevor es zur Sensibilisierung der Mutter mit Antikörpern der Klasse IgG kommt, die plazentagängig sind. So kommt es meist nur zu einer milden hämolytischen Anämie, dem **Morbus haemolyticus neonatorum,** der sich in einem verstärkten **Neugeborenenikterus** (☞ 12.5.7) zeigen kann.

Milder Verlauf, da sich Antigene beim Kind erst gegen Ende der Schwangerschaft ausbilden.
Anämie und evtl. verstärkter Neugeborenenikterus.

Therapie

Steigt trotz Phototherapie das Bilirubin weiter an, ist eine Blutaustauschtransfusion der Blutgruppe 0 indiziert, die wenig Antikörper A und B enthält. Eine Prophylaxe gibt es nicht.

- Phototherapie
- Ggf. Austauschtransfusion.

Übungsfragen

1 Welche Komplikationen können in der Schwangerschaft bei Diabetes mellitus der Mutter auftreten?

2 Nennen Sie bitte mehrere Infektionserkrankungen in der Schwangerschaft, die nicht nur die Mutter, sondern auch das Kind gefährden können (Hilfe: STORCH)!

3 Was fällt Ihnen zu Röteln in der Schwangerschaft ein?

4 Erklären Sie bitte Ursache, Klinik, Therapie und Prophylaxe des Morbus haemolyticus fetalis!

11.8 Mehrlingsschwangerschaften

Vorkommen fämiliär bedingt und nach Sterilitätsbehandlung.

Häufigkeit nach der HELLIN-Regel zu errechnen.

Mehrlingsschwangerschaften entstehen spontan oder im Rahmen der Sterilitätstherapie nach hormonell ausgelöstem Eisprung.

Die Häufigkeit der Mehrlingsschwangerschaften wird nach der HELLIN-Regel errechnet:

- *Zwillinge* $1:85 = 1,18\%$
- *Drillinge* $1:85^2 = 0,013\%$
- *Vierlinge* $1:85^3 = 0,00016\%$.

Im Rahmen der Sterilitätstherapie kommt es durch die hormonelle Stimulation zum Eisprung mehrerer Eizellen, die alle befruchtet werden können. Fünf- oder Sechslinge kamen früher fast ausschließlich nach hormoneller Stimulation vor. Heutzutage ist selbst bei einer künstlichen Befruchtung die Anzahl der Fünf- oder Sechslinge sehr gering, da nur noch maximal drei befruchtete Eizellen eingepflanzt werden.

Bei 1/3 aller Mehrlingsschwangerschaften stirbt eine Embryonalanlage in den ersten Wochen ab.

Zwillinge

Nach ihrer Entstehung werden eineiige von zweieiigen Zwillingen unterschieden.

- Eineiige Zwillinge: Erbgleich und gleichgeschlechtlich

Eineiige Zwillinge Eine befruchtete Zygote teilt sich in zwei Embryonalanlagen. Die beiden Embryonalanlagen sind erbgleich und damit auch gleichgeschlechtlich. Abhängig vom Zeitpunkt der Teilung entstehen eine oder zwei Fruchtblasen, sowie eine oder zwei Plazenten.

- Zweieiige Zwillinge: Erbungleich und evtl. verschiedengeschlechtlich.

Zweieiige Zwillinge Zwei Eizellen werden von zwei Spermien befruchtet. Die beiden Embryonalanlagen sind erbungleich und gleich- oder verschiedengeschlechtlich. Es sind immer zwei Plazenten und zwei Fruchtblasen vorhanden.

Diagnostik

- Ultraschall
- Zwei CTG-Kurven
- Hoher Fundusstand
- Großer Bauchumfang
- Viele kleine Teile.

Häufig finden sich in der Anamnese ein gehäuftes Auftreten von Mehrlingsschwangerschaften in der Familie oder eine Sterilitätstherapie.

Weiterhin sind Mehrlinge zu erkennen:

- Im Ultraschall
- Zwei verschiedene CTG-Kurven
- Zu hoher Fundusstand

- Extrem großer Bauchumfang
- Tasten von vielen kleinen Teilen (Arme und Beine).

Komplikationen

- Gestose
- Vorzeitige Wehen
- Vorzeitiger Blasensprung
- Frühgeburtsneigung
- Plazentainsuffizienz
- Fetofetales Transfusions-syndrom.

❶ Durch die Mehrbelastung kann es zu Komplikationen in der Schwangerschaft kommen.
- Die Gestoseneigung ist erhöht.
- Die Überdehnung der Uteruswand begünstigt Frühgeburten, Plazenta- und Zervixinsuffizienzen sowie vorzeitige Wehen und Blasensprünge.
- Meistens kommen die Kinder zu früh zur Welt, wodurch wiederum die perinatale Mortalität erhöht ist
- Atypische Kindslagen sind häufiger.
- Fetofetales Transfusionssyndrom: durch Gefäßverbindungen zwischen den Nabelgefäßen kann es zu Strömungsveränderungen kommen. Ein Kind erhält mehr Volumen als das andere.

Besonderheiten unter der Geburt und in der Nachgeburtsperiode

In ca. 50 % der Fälle verlaufen Zwillingsgeburten normal und spontan. Die Spontanentbindung ist möglich, wenn beide Kinder in Schädellage liegen, oder das erste in Schädellage und das zweite in Beckenendlage liegt. Bei allen anderen Variationsmöglichkeiten, oder wenn mehr als zwei Kinder erwartet werden, ist eine primäre Sektio angezeigt.

- Wehenschwäche
- Nabelschnurvorfall
- Plazentalösung des zweiten Kindes nach Geburt des ersten
- Atonische Nachblutungen.

Unter der Geburt kommt es gehäuft zu:
- Wehenschwäche bei zu stark vorgedehntem Uterus
- Nabelschnurvorfall nach Geburt des ersten Kindes
- Plazentalösung des zweiten Kindes direkt nach Geburt des ersten Kindes
- Zwillingskollision: Die Kinder verhaken sich so, daß eine spontane Geburt unmöglich ist.

Komplikationen der Nachgeburtsperiode sind:
- Atonische Nachblutungen ☞ 12.4.3
- Im Wochenbett tritt häufiger eine Endomyometritis auf, da sich der Uterus evtl. nur unzureichend zurückbilden kann.

⁉️ Übungsfrage

❶ Welche Probleme können bei Mehrlingsschwangerschaften auftreten?

11.9 Frühgeburt

Als Frühgeburten werden alle Lebendgeburten **vor Vollendung der 37. SSW** oder nach Definition der WHO **unter 2 500 g** bezeichnet.

Ursachen

- Zervixinsuffizienz
- Vorzeitige Wehen
- Plazentainsuffizienz.

Die Ursachen sind vielfältig. Die Therapie richtet sich nach der jeweiligen Ursache.

Zervixinsuffizienz Verschlußunfähigkeit des Gebärmutterhalses durch genitale Fehlbildungen, nach vorausgegangenen Operationen an der Zervix, z.B. Konisation oder Kürettage, oder bei veranlagter Bindegewebsschwäche.

Zervixinsuffizienz
→ Cerclage.

Therapeutisch wird der Muttermund operativ mit einer **Cerclage** (Abb. 11.3) verschlossen.

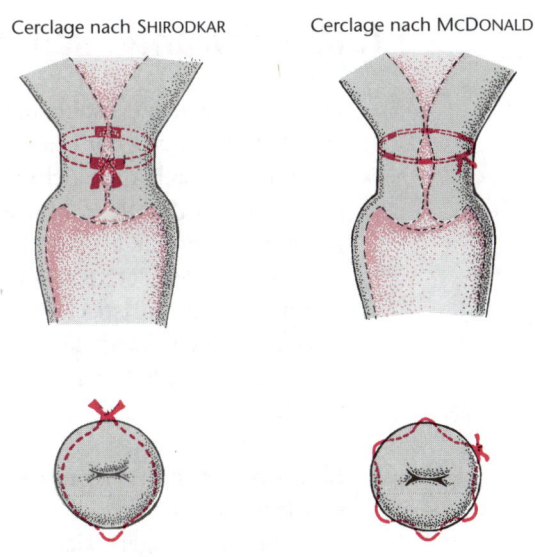

Cerclage nach SHIRODKAR   Cerclage nach MCDONALD

Abb. 11.3 Cerclage

Vorzeitige Wehen

Therapie
- Tokolyse
- Beruhigung
- Ggf. Antibiose.

Vorzeitige Wehen Sie treten durch Streß, vorzeitigen Blasensprung, genitale oder Allgemeininfektionen der Mutter auf. Die Therapie besteht aus Beruhigung der Patientin mit Valium®, der Tokolyse (Wehenhemmung) mit Beta-Sympathomimetika (Partusisten®) und Magnesium und ggf. Behandlung der Infektion.

Plazentainsuffizienz Hierbei ist die Plazenta nicht mehr in der Lage, für eine ausreichende Versorgung des Feten zu sorgen.

Folgen

Atemnotsyndrom beim Kind.

Die größte Gefahr für das Frühgeborene besteht in der Unreife der Lunge. Es kommt zum **Atemnotsyndrom** mit ungenügender Sauerstoffversorgung.

Deshalb wird bei drohender Frühgeburt versucht, die Schwangerschaft so lange wie möglich zu erhalten und die Reifung der Lunge zu beschleunigen.

Prophylaxe: Lungenreife-behandlung.

Die Reife der Lunge hängt von der Entfaltung der Alveolen ab, diese wiederum von der Menge an **Surfactant** (☞ 12.5.7). Eine Gabe von Betamethason = Celestan® bei der Mutter stimuliert die Surfactantbildung beim Feten. Durch diese Glukokortikoidgabe von 2 mal 12 mg Celestan® i.m. im Abstand von 24 Stunden alle 10–14 Tage kann die Sterblichkeit der Frühgeborenen deutlich gesenkt werden.

11.10 Schwangerschaftsabbruch

Der Schwangerschaftsabbruch führt meist zu einer starken psychischen Belastung der Frau bzw. des Paares. Viele Frauen leiden noch lange nach dem Schwangerschaftsabbruch unter Schuldgefühlen und Zweifeln. Nur in seltenen Fällen wird der Schwangerschaftsabbruch als »gute Lösung« empfunden.

Der in den letzten Jahren heftig diskutierte § 218 StGB beinhaltet die juristischen Bedingungen für den Schwangerschaftsabbruch. Liegt keine der unten aufgeführten Indikationen vor, ist ein Schwangerschaftsabbruch grundsätzlich rechtswidrig.

Eine Abtreibung ist trotz der aufgehobenen sozialen Indikation straffrei, wenn:

- Die Schwangere sich in einer anerkannten Beratungsstelle beraten läßt.
- Sie danach eine Wartefrist (Bedenkzeit) von 3 Tagen einhält.
- Der Abbruch innerhalb der ersten 12 Wochen post conceptionem, also 10 Wochen nach Ausbleiben der Regelblutung, vorgenommen wird.

Indikationen zum Schwangerschaftsabbruch

- Medizinische
- Embryopathische (seit Herbst 1995 entfallen)
- Kriminologische Indikation.

Medizinische Indikation

❶   Eine medizinische Indikation besteht bei ernster Gefahr für die Gesundheit der Mutter. Sie ist nicht rechtswidrig, wird von der Krankenkasse bezahlt und ist zu jeder Zeit der Schwangerschaft möglich (keine Frist).

Embryopathische Indikation

Die embryopathische Indikation entfällt seit Herbst 1995. Sind jedoch durch eine Behinderung des Kindes gesundheitliche und psychische Schäden der Mutter zu erwarten, tritt die medizinische Indikation in Kraft.

Kriminologische Indikation

Kommt es nach einer Vergewaltigung zur Schwangerschaft, ist ein Abbruch bis zur 12. SSW post conceptionem möglich. Die Indikation darf allerdings nur von einem Amtsarzt gestellt werden.

Methoden

Die Methode des Schwangerschaftsabbruches hängt von dem Zeitpunkt der Schwangerschaft ab.

Kürettage bis zur 12. SSW, danach Geburtseinleitung.

Kürettage

Bis zur 12. SSW wird die Schwangerschaft mit einer Saugkürette oder normalen Kürette entfernt. Vor der Operation werden Prostaglandinzäpfchen in die Scheide eingelegt, die den Muttermund erweichen sollen (Muttermundsreifung = Priming). In Narkose wird der Muttermund mechanisch mit HEGAR-Stiften zur erforderlichen Weite gedehnt.

Einleitung der Geburt

Nach der 12. SSW ist eine Kürettage allein nicht mehr möglich. Mit Prostaglandinzäpfchen wird der Muttermund erweicht. Anschließend werden durch einen »Wehentropf« (Infusion, die das wehenauslösende Oxytocin enthält) Wehen ausgelöst, die zur Austreibung der Frucht führen. Nach der Ausstoßung des Kindes muß eine instrumentelle Nachräumung erfolgen. Auf eine ausreichende Schmerzmedikation ist unbedingt zu achten.

Komplikationen

Bei der Kürettage kann es zur Durchstoßung der Gebärmutterwand mit starkem Blutverlust kommen. Bei tiefen Verletzungen des Endometriums kommt es zu Vernarbungen, die zur Sterilität führen können. Bei Einrissen der Zervix durch das mechanische Aufdehnen mit den HEGAR-Stiften besteht die Gefahr einer Zervixinsuffizienz bei weiteren Schwangerschaften.

- Verletzung
  der Gebärmutter
- Steriliät
- Zervixinsuffizienz
- Nachblutungen
- Infektionen.

Durch eine unvollständige Entfernung der Fruchtanlage kann es zu Nachblutungen, starken Schmerzen sowie zur Entwicklung eines Chorionkarzinomes kommen. Unsauberes Arbeiten oder verbleibende Reste in der Gebärmutter können zu Infektionen mit nachfolgender Sterilität führen.

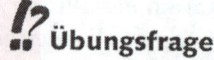

Übungsfrage

❶ Welche Indikationen zum Schwangerschaftsabbruch kennen Sie?

- Normale Geburt
- Frühgeburt
- Mangelgeburt
- Spätgeburt.

Verlauf der Geburt
ist abhängig von:
- Anatomie des
  Beckens
- Lage und Größe
  des Kindes
- Wehentätigkeit.

Eine normale Geburt ist die Entbindung eines reifen Kindes 10 Tage vor bis 10 Tage nach dem errechneten Geburtstermin (EGT). Ungefähr 70 % aller Frauen entbinden in diesem Zeitraum.

Eine **Frühgeburt** ist eine Geburt nach der 28. und vor Vollendung der 37. SSW. Von der Frühgeburt ist die **Mangelgeburt** abzugrenzen. Sie wird zwar um den errechneten Geburtstermin geboren, ist aber zu klein für das Alter: Small for date baby. Eine **Spätgeburt** wird nach der 42. SSW geboren.

Drei Faktoren bestimmen im wesentlichen den Verlauf einer Geburt: Die Anatomie des mütterlichen Beckens, die Lage und Größe des Kindes und die Wehen, die die austreibende Kraft darstellen.

12.1 Geburtskanal

❶ Das mütterliche Becken bildet den oberen, knöchernen Teil des Geburtskanals. Zervix, Scheide und Beckenboden bilden das untere (kaudale) Ende des Geburtskanals und sind extrem dehnbar.

Beim Becken werden drei Abschnitte unterschieden:
- Querovaler Beckeneingang: kleinster Durchmesser 12 cm
- Runde Beckenhöhle: Durchmesser 13 cm
- Längsovaler Beckenausgang: kleinster Durchmesser 9,5 cm, durch Abwinkeln des Kreuzbeines nach hinten 11,5 cm.

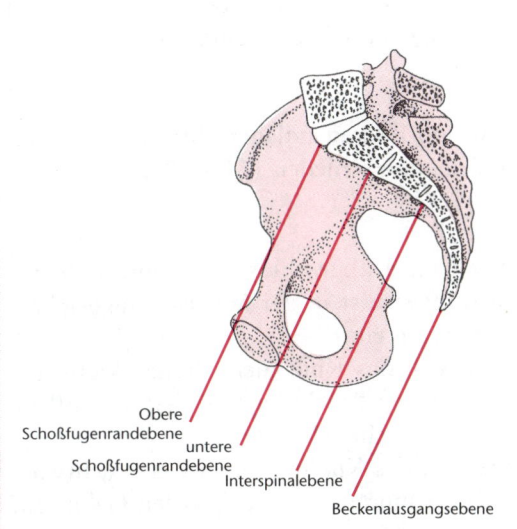

Obere
Schoßfugenrandebene
untere
Schoßfugenrandebene
Interspinalebene
Beckenausgangsebene

Abb. 12.1 Beckenebenen

Becken als oberer Teil des Geburtskanals. Zervix, Scheide und Beckenboden als unterer Teil. Das mütterliche Becken wird in vier Ebenen eingeteilt.

In der Schwangerschaft lockern sich die Bänder des Beckens, damit die einzelnen Beckenknochen zueinander verschieblich sind und sich dem kindlichen Kopf anpassen können. Nach HODGE (amerikanischer Gynäkologe 1796–1873) gibt es eine geburtshilflich-funktionelle Einteilung der **Ebenen** des kleinen Beckens (Abb. 12.1).

12.2 Lage und Größe des Kindes

12.2.1 Lage des Kindes

Die Lage des Kindes im Uterus wird mit den vier Begriffen Lage, Stellung, Haltung und Einstellung definiert. Die meisten Geburten erfolgen aus der vorderen Hinterhauptlage.

Lage

- Längslage als normale Lage
- Schräglage
- Querlage.

❸ Die Lage bezieht sich auf die Längsachse des Kindes im Verhältnis zur Längsachse der Gebärmutter. Drei Lagen werden unterschieden:

- *Längslage* Das Kind liegt senkrecht im Bauch. Zeigt der Kopf nach unten, handelt es sich um eine Schädellage, zeigt das Becken nach unten, um eine Beckenendlage.
- *Schräglage* Das Kind liegt diagonal im Bauch.
- *Querlage* Das Kind liegt waagerecht im Bauch.

Die normale Lage ist die **Schädellage.** Die Beckenendlage, die Schräglage und die Querlage sind Lageanomalien.

Beckenendlage

Ca. 5 % aller Geburten sind Beckenendlagen. Sie werden nach dem vorausgehenden Teil unterschieden (Abb 12.2).

Vorkommen bei:
- Nicht abgeschlossener Fruchtdrehung
- Platzmangel
- Großer Beweglichkeit des Kindes.

Normale Geburt unter bestimmten Bedingungen möglich.

Die Ursachen sind:
- Frühgeburt mit noch nicht abgeschlossener Kindsdrehung. Das Kind stellt sich meist erst in der Spätschwangerschaft mit dem Kopf nach unten ein.
- Platzmangel, so daß sich das Kind nicht drehen kann, bei zu engem Uterus, zu wenig Fruchtwasser oder zu großem Kind durch einen mütterlichen Diabetes.
- Zu große Beweglichkeit des Kindes, bei zu viel Fruchtwasser oder schlaffer Gebärmutter, z.B. nach vielen Geburten.

Der kindliche Steiß kann den Geburtskanal nicht so gut vordehnen wie der Kopf. Prinzipiell ist aber unter engmaschiger Überwachung eine vaginale Entbindung möglich. Es kann jedoch zu einer Sauerstoffunterversorgung des Kindes unter der Geburt kommen, wenn der kindliche Kopf im Geburtskanal die Nabelschnur abdrückt. Die Entbindung wird dann durch Handgriffe, z.B. Manualhilfe nach BRACHT, unterstützt.

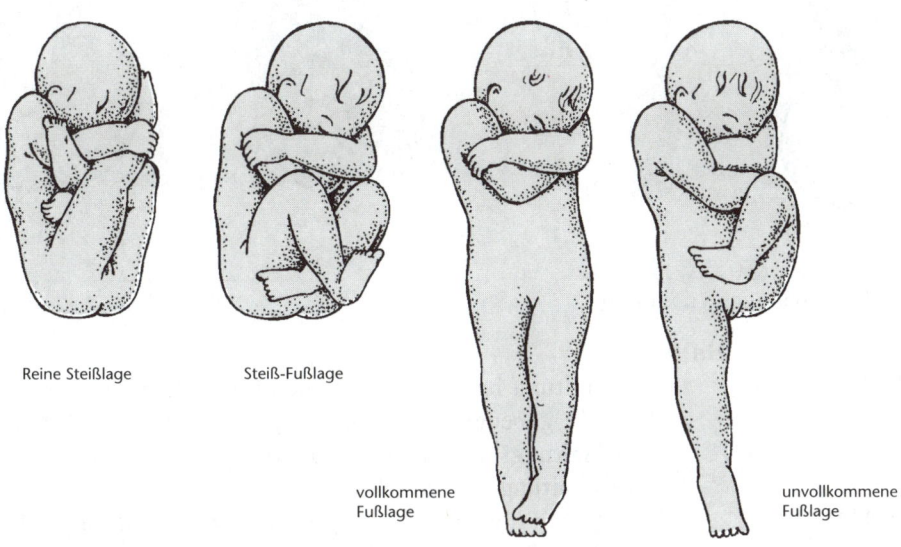

Reine Steißlage   Steiß-Fußlage

vollkommene   unvollkommene
Fußlage   Fußlage

Abb. 12.2 Beckenendlagen

Vorkommen bei:
- Anomalien der Gebärmutter
- Hydramnion
- Kindlichen Fehlbildungen.

Keine normale Geburt möglich.

Stellung (I, II, a, b): Lage des kindlichen Rückens.

Querlagen

Ca. 0,7 % aller Geburten sind Querlagen, bei der das Kind waagerecht im Uterus liegt. Ursachen können Anomalien der Gebärmutter, ein Polyhydramnion (☞ 10.3.3) oder kindliche Fehlbildungen sein.

Aus dieser Lage ist eine normale Geburt unmöglich. Kommt es trotzdem zu Eröffnungswehen, besteht die Gefahr, daß der Uterus überdehnt wird und reißt. Manchmal gelingt ein Versuch der äußeren Wendung. Man versucht, das Kind vor der Geburt von außen in die Längslage zu drehen. Meistens muß aber ein Kaiserschnitt folgen.

Stellung

❹ Die Stellung des Kindes bezieht sich auf die Lage des kindlichen Rückens (von der Mutter aus gesehen):

- *Lage I*   der Rücken liegt links
- *Lage II*   der Rücken liegt rechts
- *a*   der Rücken ist vorne
- *b*   der Rücken ist hinten.

Beispiel: Lage Ia – der Rücken liegt links vorne.

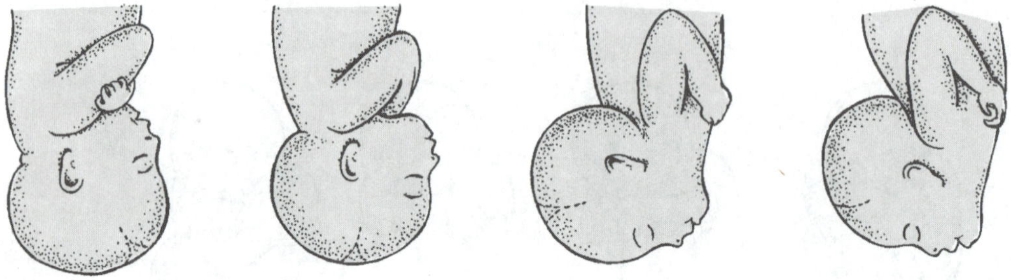

Regelrechte Hinterhauptlage **Vorderhaupt-Lage** **Stirn-Lage** **Gesichts-Lage**

Abb. 12.3 Streckhaltungen des Kopfes

Haltung

Der kindliche Kopf ist normalerweise gebeugt.

Die Haltung bezieht sich auf den kindlichen Kopf, der normalerweise gebeugt (flektiert) ist. Jede Streckung (Deflexion) ist eine Haltungsanomalie. In Abbildung 12.3 sind die Formen der Streckhaltung dargestellt.

Gesichtslage: normale Geburt nicht möglich.

Durch die Streckhaltung braucht der Kopf mehr Platz. Eine Spontangeburt ist zwar häufig möglich, die Austreibungsphase ist aber meistens verlängert. Ist der Kopf so stark gestreckt, daß der Hinterkopf die Schultern berührt (Gesichtslage), ist eine Geburt unmöglich. Das Kind muß per Kaiserschnitt entbunden werden.

Einstellung

Vordere Hinterhauptlage = normale Einstellung.

Die Einstellung bezeichnet den vorangehenden Kindsteil unter der Geburt: Kopf, Steiß oder Fuß. Diese können nach vorne, hinten oder zur Seite stehen. Die normale Geburt erfolgt aus der **vorderen Hinterhauptlage.** Dabei ist das Hinterhaupt mit der kleinen Fontanelle im Geburtskanal führend.

Hoher Gradstand und tiefer Querstand sind Einstellungsanomalien.

Wenn sich der vorangehende Teil des Kindes nicht passend zum mütterlichen Becken einstellt, kann es zu den zwei Einstellungsanomalien kommen: hoher Gradstand und tiefer Querstand.

Hoher Gradstand

Um in das Becken eintreten zu können, muß der kindliche Kopf quer im querovalen Beckeneingang stehen. Steht er jedoch gerade, liegt ein hoher Gradstand vor. Gelingt es nicht durch entsprechenden Wechsel der Seitenlagerung der Schwangeren den Kopf richtig einzustellen, muß mit einem Kaiserschnitt entbunden werden.

Tiefer Querstand

Beim Durchtritt durch das Becken muß sich der kindliche Kopf drehen, um längs im längsovalen Beckenausgang zu stehen. Dreht er sich nicht, steht er quer: tiefer Querstand. Durch eine Lagerung der Schwangeren auf die Seite des Hinterhauptes des Kindes wird versucht, den Kopf zu drehen und zu beugen. Gelingt dies nicht, muß eine Saugglocken- oder Zangenentbindung erfolgen.

12.2.2 Kopf des Kindes

Der Kopf des Kindes bahnt den Geburtsweg. Er ist nicht nur der vorangehende Teil, sondern auch der Teil mit dem größten Umfang. Beim Neugeborenen sind die einzelnen Knochen des Schädels noch nicht vollständig miteinander verwachsen. Dadurch können sich die einzelnen Knochen gegeneinander verschieben und der Kopf kann sich dem Becken anpassen.

Knochennähte des kindlichen Kopfes
- Stirnnaht
- Pfeilnaht
- Kranznaht
- Lambdanaht.

❷ Vier Knochennähte (Suturae) werden unterschieden:
- *Stirnnaht* (Sutura frontalis): längsverlaufend zwischen den beiden Stirnbeinen
- *Pfeilnaht* (Sutura sagittalis): längsverlaufend zwischen den beiden Scheitelbeinen
- *Kranznaht* (Sutura coronaria): querverlaufend zwischen den Stirn- und Scheitelbeinen
- *Lambdanaht* (Sutura lamboidea): zwischen dem Hinterhaupt und den beiden Scheitelbeinen verlaufend.

Knochenlücken
- Kleine Fontanelle
- Große Fontanelle.

Es gibt zwei Knochenlücken, die sog. Fontanellen: Die **kleine Fontanelle** am Hinterhaupt, in der Pfeilnaht und Lambdanaht zusammentreffen. Die **große Fontanelle** am Vorderhaupt, in der Stirn-, Kranz- und Pfeilnaht zusammentreffen. Die Nähte und Knochenlücken sind unter der Geburt tastbar und erlauben Rückschlüsse auf die Lage des Kindes (Abb. 12.4).

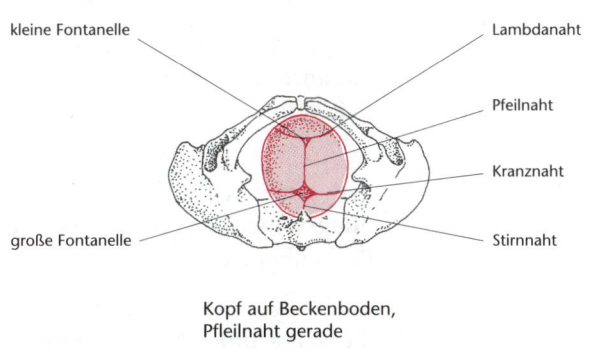

kleine Fontanelle — Lambdanaht — Pfeilnaht — Kranznaht — Stirnnaht — große Fontanelle

Kopf auf Beckenboden,
Pfeilnaht gerade

Abb. 12.4
Kindlicher Schädel

12.2.3 ▬ Größe des Kindes

Bei Mißverhältnis zwischen Kind und Geburtskanal ist ein Kaiserschnitt notwendig.

Tritt trotz guter Wehentätigkeit der Kopf des Kindes während der Geburt nicht in das Becken ein, so liegt ein Mißverhältnis zwischen dem Kind und dem Geburtskanal vor. Die Ursachen können bei der Mutter (Formanomalien des Beckens, Myome) oder beim Kind (Riesenkind, Wasserkopf) liegen. In jedem Fall muß per Kaiserschnitt entbunden werden.

12.3 ▬ Wehen

❺ Die Wehen sind die austreibende Kraft bei der Geburt. Sie entstehen durch Kontraktion (Zusammenziehen) der Gebärmuttermuskulatur. Sie breiten sich vom Fundus der Gebärmutter (☞ 2.3.2) in Richtung Gebärmutterhals aus. Dadurch wird das Kind zum Beckenboden hin getrieben.

Wehentypen   Acht Wehentypen werden unterschieden:

8 Wehentypen vorhanden:
- Schwangerschaftswehen
- Vorwehen
  – Senkwehen
  – Stellwehen
- Eröffnungswehen
- Austreibungswehen
- Preßwehen
- Nachgeburtswehen
- Nachwehen.

Schwangerschaftswehen   Während der Schwangerschaft auftretende Wehen, die so schwach sind, daß sie kaum von der Schwangeren bemerkt werden. Sie fördern die Durchblutung der Gebärmutter.

Vorwehen   Unregelmäßig zunehmende Wehentätigkeit (ca. 1–2 Wehen alle 10 Minuten) in den Wochen vor der Geburt. Man unterscheidet **Senkwehen** und **Stellwehen.**

Senkwehen   3–4 Wochen vor der Geburt beginnen die Senkwehen. Sie sind schmerzhaft zu spüren und werden manchmal von der Schwangeren mit Eröffnungswehen verwechselt. Sie bewirken eine Dehnung des unteren Teils des Uterus. Dadurch kann der vorangehende Teil tiefer ins Becken eintreten.

Stellwehen   Vorwehen, die den vorangehenden Teil zur Einstellung (☞ 12.2.2) bringen.

Eröffnungswehen   Die Eröffnungswehen, die alle 3–6 Minuten auftreten, leiten die Geburt ein. Sie sind schmerzhaft, regelmäßig und eröffnen den Muttermund.

Austreibungswehen   Ist der Muttermund vollständig eröffnet, setzen ca. alle 2,5 Minuten die schmerzhaften Austreibungswehen ein und treiben das Kind durch das Becken zum Beckenboden.

Preßwehen   Hat das Kind den Beckenboden erreicht, setzen die sehr schmerzhaften Preßwehen alle 1–2 Minuten ein, die mit der Bauchpresse zusammen wirken.

Nachgeburtswehen und Nachwehen   Die Nachgeburtswehen nach der Geburt des Kindes sind nötig für die Blutstillung und die Geburt der Plazenta. Die Nachwehen im Wochenbett dienen der Uterusrückbildung. Erstgebärende empfinden sie als kaum schmerzhaft. Mehrgebärende empfinden sie mit der Anzahl der Geburten zunehmend schmerzhafter.

Störungen der Wehentätigkeit

Störungen der Wehentätigkeit beeinträchtigen den normalen Verlauf der Entbindung. Sie können von vorneherein bestehen oder erst im Laufe der Entbindung auftreten.

Wehenschwäche: Wehen zu selten, zu kurz und zu schwach → Wehenstimulation.

Wehenschwäche   Bei der Wehenschwäche (hypotone Wehenstörung) sind die Wehen zu selten, zu kurz und zu schwach. Ursachen können eine Überdehnung oder Unterentwicklung der Uterusmuskulatur oder ganz einfach eine Ermüdung der Muskulatur im Laufe der Entbindung sein. Die Therapie besteht in der Wehenstimulation mit Wehenmitteln, z.B. Oxytocin (Orasthin ®).

Wehensturm: Wehen zu oft und zu stark → Wehenhemmung.

Wehensturm   Beim Wehensturm (hypertone Wehentätigkeit) sind die Wehen zu oft und zu stark. Es besteht die Gefahr der Uterusruptur! Ursachen können eine Überdosierung von Wehenmitteln, ein Mißverhältnis zwischen der Größe des Kindes und des Geburtskanals oder eine geburtsunmögliche Lage sein. Die Therapie besteht in der Wehenhemmung mit Beta-Sympathomimetika, z.B. Partusisten ®.

Unkoordinierte Wehentätigkeit: ungezielt, Muttermund öffnet sich nicht → Wehenhemmung und Wehenstimulation.

Unkoordinierte Wehentätigkeit   Bei der unkoordinierten Wehentätigkeit arbeiten die Muskeln der Gebärmutter nicht synchron. Dadurch sind die Wehen ungezielt und führen nicht zur Muttermunderöffnung. Zur Therapie werden die Wehen mit Wehenmitteln (z.B. Orasthin®) und Wehenhemmern (z.B. Partusisten ®) gesteuert.

Übungsfragen

1. Beschreiben Sie bitte den Geburtskanal, welche Abschnitte und welche Ebenen werden unterschieden?
2. Welche Nähte kennen Sie am kindlichen Kopf?
3. Welche Lagetypen und Lageanomalien des Kindes kennen Sie?
4. Was bedeuten Stellung, Haltung und Einstellung des Kindes?
5. Welche verschiedenen Wehentypen kennen Sie?

12.4 Geburtsverlauf

❶ Drei Phasen der Geburt werden unterschieden: Eröffnungsphase, Austreibungsphase und Nachgeburtsperiode.

Während aller Phasen der Geburt werden Mutter und Kind ständig überwacht. Bei der Mutter werden regelmäßig Blutdruck und Puls gemessen, die Muttermundweite bestimmt und die Wehenstärke beurteilt. In der Eröffnungsphase wird intermittierend alle 1–2 Stunden das CTG (☞ 10.5.5) geschrieben. Ab der Austreibungsphase ist eine kontinuierliche Überwachung notwendig. Bei Risikoschwangerschaften ist die kontinuierliche Überwachung mit dem Beginn einer regelmäßigen Wehentätigkeit notwendig.

Überwachung während der Geburtsphasen:
- Blutdruck, Puls
- Muttermundweite
- Wehenstärke
- CTG.

12.4.1 Eröffnungsphase

Unter dem Einfluß der Eröffnungswehen öffnet sich der Muttermund. Durch Gefäßeinrisse im Zervixbereich kann es zu einer leichten vaginalen Blutung kommen, dem sog. **Zeichnen**. Außerdem geht der Schleimpfropf ab, der den Zervikalkanal während der Schwangerschaft abdichtet. Bei 2/3 aller Geburten springt die Fruchtblase am Ende der Eröffnungsperiode. Die Eröffnungsphase endet mit dem vollständig eröffneten Muttermund (10 cm). Sie dauert bei Erstgebärenden 7–10 Stunden, bei Mehrgebärenden ca. 4 Stunden.

- Muttermunderöffnung während der Eröffnungsphase
- Zeichnen als Hinweis darauf
- Fruchtblase platzt.

12.4.2 Austreibungsperiode

Die Austreibungsperiode umfaßt den Zeitraum von der vollständigen Muttermunderöffnung bis zur Geburt des Kindes.
Sie dauert bei Erstgebärenden ca. 1 Stunde, bei Mehrgebärenden 20–30 Minuten. In dieser Zeit tritt das Kind durch das Becken (Abb. 12.5).

Im **Beckeneingang** stellt sich der kindliche Kopf queroval ein. Die Fontanellen sind auf gleicher Höhe. Dann beugt sich der Kopf, bis das Kinn die Brust berührt, und das Kind tritt tiefer in die **Beckenmitte**. Dabei dreht sich der Rücken nach vorne. Im **Beckenausgang** steht der Kopf dann längsoval. Die Pfeilnaht ist gerade und die kleine Fontanelle führt. Das Gesicht zeigt in Richtung Steißbein der Mutter. Jetzt kommt es zum Austritt des Kindes: Der Hinterkopf führt eine bogenförmige Bewegung über die Symphyse durch. Wenn der Kopf geboren ist, dreht sich das Kind um 90°. Dadurch stehen die Schultern längsoval im Beckenausgang und können nacheinander austreten. Die vordere Schulter wird vor der hinteren geboren. Danach folgt der ganze Körper, der schmaler ist und somit problemlos austreten kann.

Vollständige Muttermunderöffnung bis zur Geburt des Kindes.

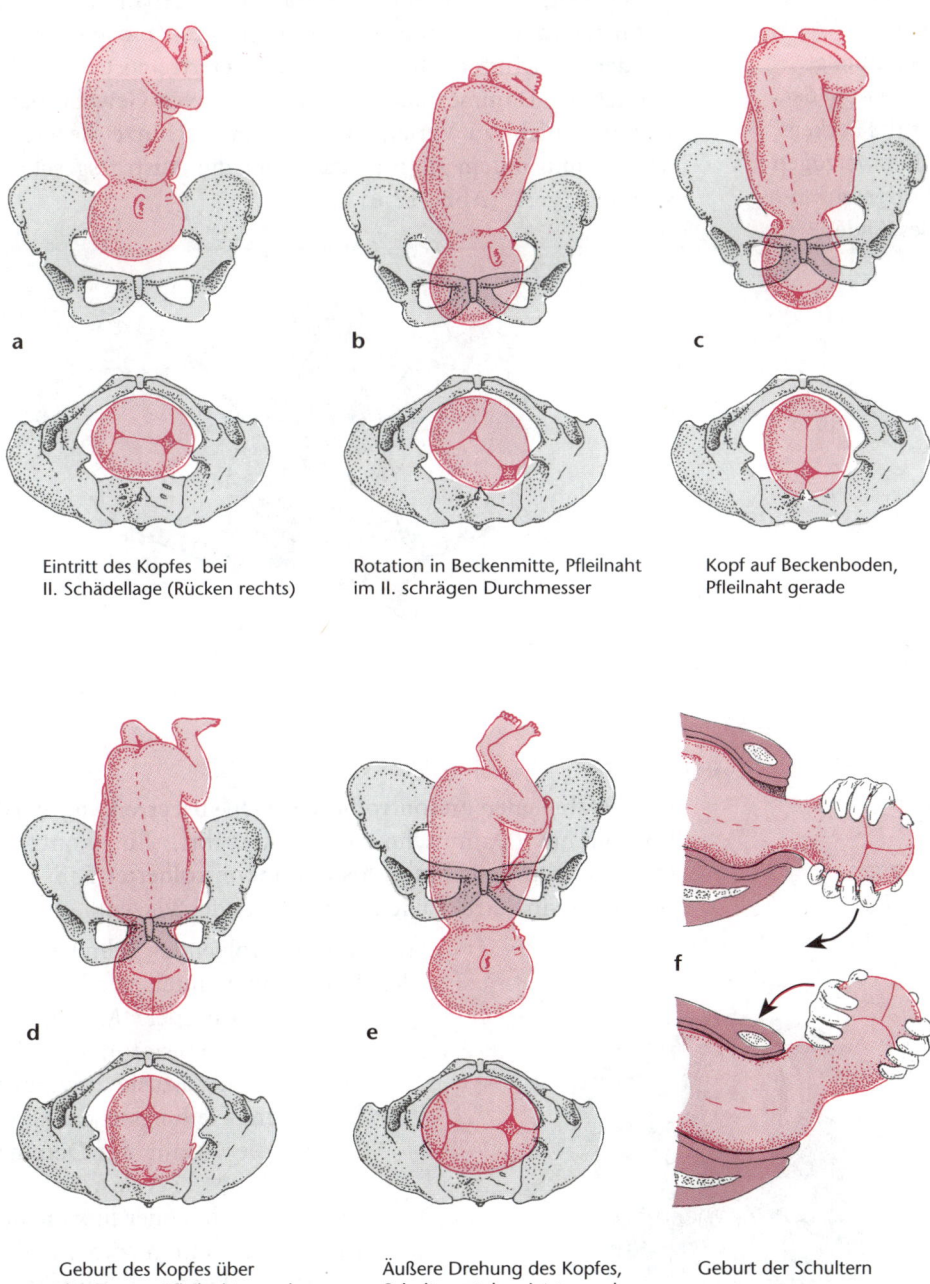

a
Eintritt des Kopfes bei
II. Schädellage (Rücken rechts)

b
Rotation in Beckenmitte, Pfeilnaht
im II. schrägen Durchmesser

c
Kopf auf Beckenboden,
Pfeilnaht gerade

d
Geburt des Kopfes über
den Damm, Pfeilnaht gerade

e
Äußere Drehung des Kopfes,
Schultern stehen jetzt gerade

f
Geburt der Schultern

Abb. 12.5 Normaler Geburtsverlauf

Kontrolliertes Mitpressen unter Anleitung der Hebamme.
Bei der Geburt folgt der kindliche Kopf der Anatomie des Beckens.
Dammschutz verzögert die Austrittsgeschwindigkeit des Kindes.

Wenn der Kopf am Beckenboden angelangt ist, beginnt der Preßdrang mit den Preßwehen (ca. alle 2 Minuten). Ein kontrolliertes Mitpressen unter Anleitung der Hebamme sowie eine optimale Lagerung sind dabei sehr wichtig. Ein Hohlkreuz der werdenden Mutter z.B. bremst das Tiefertreten des Kopfes. Im Bereich des Dammes kommt es zur massiven Gewebespannung. Damit es nicht zu Verletzungen kommt, schützt die Hebamme den Damm, indem sie mit der Hand die Austrittsgeschwindigkeit verzögert. (Abb. 12.6)

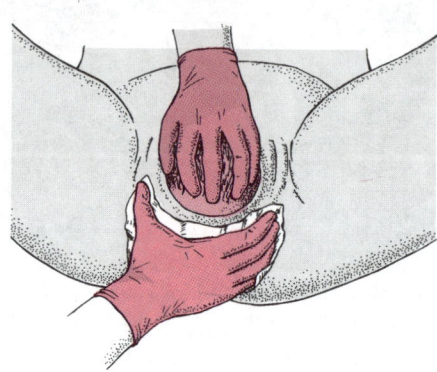

Abb. 12.6
Dammschutz

Episiotomie
- Median
- Mediolateral
- Lateral.

Episiotomie

Bei Gefahr einer unkontrollierten Gewebezerreißung wird eine **Episiotomie** (Dammschnitt) durchgeführt. Ein kontrollierter Dammschnitt heilt besser als ein unkontrollierter Riß. Die Episiotomie wird direkt nach der Geburt der Plazenta genäht.

Es werden folgende Schnittführungen der Episiotomie unterschieden:
- Mediane (in der Mittellinie des Dammes) Episiotomie: Kleiner Schnitt, wenig Muskeln werden verletzt, gute Heilungstendenz. Jedoch besteht die Gefahr des Dammrisses III. Grades (☞ 12.4.6).
- Laterale (rechts oder links neben der Mittellinie) und mediolaterale Episiotomie: Diese Schnittführungen werden gewählt, wenn ein größerer Raumgewinn nötig ist, z.B. bei einer Zangenentbindung. Der Blutverlust ist größer, der Schnitt schmerzhafter und heilt schlechter.

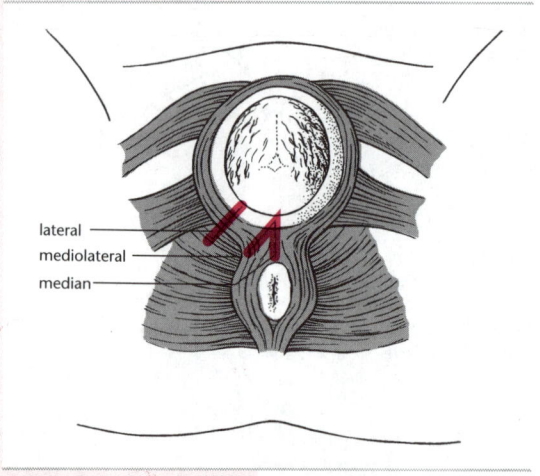

lateral
mediolateral
median

Abb. 12.7 Techniken der Episiotomie

12.4.3 ▬ Nachgeburtsperiode

❷ Die Nachgeburtsperiode umfaßt den Zeitraum vom Abnabeln des Kindes bis zur Geburt der Plazenta und dauert ca. 30 Minuten. Die Nachgeburtswehen, die kurz nach der Geburt des Kindes einsetzen, lösen die Plazenta von der Gebärmutterwand und wirken durch die Kontraktionen des Uterus (die Gefäße werden abgedrückt) blutstillend. Hat sich die Plazenta gelöst, wird sie komplett mit den Eihäuten geboren.

Die Kontrolle auf Vollständigkeit der Plazenta ist sehr wichtig, da Plazentareste im Uterus zu Blutungen, Infektionen und zu einem Chorionkarzinom führen können.

Störungen in der Nachgeburtsperiode

In der Nachgeburtsperiode kann es zu Störungen der Plazentalösung oder verstärkten Nachblutungen kommen.

Plazentalösungsstörungen

Wird die Plazenta nicht nach maximal 30 Minuten geboren, besteht eine Plazentalösungsstörung. Die Plazenta muß dann manuell gelöst werden.

In Kurznarkose wird mit der Hand in den Uterus eingegangen und die Plazenta vorsichtig mit der Handkante vom Uterus gelöst. Bei V.a. Plazentareste erfolgt die Ausschabung des gesamten Uterus (instrumentelle Nachräumung) mit der stumpfen Kürette.

Verstärkte Nachblutung

Gerinnungsstörungen oder eine Uterusatonie (Schlaffheit der Uterusmuskulatur) verursachen verstärkte Nachblutungen. Es kommt zu massiven Blutungen > 500 ml, mit Gefahr eines Blutungsschocks.

Eine Uterusatonie kann nach einer Überdehnung der Uteruswand z.B. durch Mehrlinge, lange Geburtsverläufe oder zu schnell entleerten Uterus (vaginal operative Entbindungen) auftreten.

Die Therapie besteht aus Schockbekämpfung, Bluttransfusionen, Gabe von Wehenmitteln und Prostaglandinpräparaten, um die Gefäße zu verengen. Zusätzlich wird der Uterus mit den Händen von außen zusammengedrückt. Bei anhaltender Blutung wird der Uterus austamponiert. Kann die Blutung nicht gestillt werden, muß die Gebärmutter entfernt werden.

(Randspalte:)

Geburt der Plazenta spätestens 30 Minuten nach dem Kind.

Die Plazenta muß vollständig geboren sein, um Blutungen zu vermeiden.

Manuelle Plazentalösung oder instrumentelle Nachräumung.

Massive Blutungen aufgrund von Uterusatonie oder Gerinnungsstörungen.

- Schockbekämpfung
- Transfusionen
- Wehenmittel
- Prostaglandine.

12.4.4 Schmerztherapie während der Geburt

❸ Die starken Geburtsschmerzen erfordern oftmals eine medikamentöse oder narkotische Schmerztherapie.

Medikamente

Möglichkeiten der
Schmerztherapie
während der Geburt:

Medikamente
- Spasmolytika
- Opiate.

Zur Bekämpfung von Muskelkrämpfen (Spasmen) im Beckenboden während der Eröffnungsperiode können problemlos Spasmolytika, z.B. Buscopan ®, gegeben werden. Bei sehr starken Schmerzen werden Opiate, z.B. Dolantin ®, gegeben. Da Opiate plazentagängig sind, kann es beim Feten zu Atemstörungen kommen, die mit einem Gegenmittel (Opiatantagonist Naloxon = Narcanti®) nach der Geburt gut behandelt werden können. Oftmals wird auch die Mutter schläfrig und kann nicht mehr mitarbeiten. Opiate können daher nur bis zu einer bestimmten Maximaldosis (gewichtsabhängig) gegeben werden.

Regionalanästhesie

Regionalanästhesie
- Periduralanästhesie
- Pudendusblockade

Bei der **Periduralanästhesie** (PDA) wird in den Periduralraum (Raum zwischen Dura mater spinalis und Lig. flavum) ein Lokalanästhetikum über einen liegenden Katheter injiziert. Dadurch werden die im Spinalkanal gelegenen Leitungsbahnen für den Geburtsschmerz betäubt. Die PDA wird erst ab einer Muttermundweite von 3 cm gelegt. Indikationen sind z.B. starke Schmerzen, eine verminderte Schmerzbelastbarkeit der Mutter, verlängerte Geburtsverläufe und Risikoschwangerschaften.

Bei der **Pudendusblockade,** die zu Beginn der Preßperiode eingesetzt wird, wird der Nervus pudendus (»Schamnerv«), der motorisch und sensibel die Vagina und den Beckenboden versorgt, ausgeschaltet. Dazu wird ein Lokalanästhetikum in das umgebende Gewebe des Nerven injiziert. Der Dehnungsschmerz wird ausgeschaltet und die Muskeln werden entspannt. Der Preßdrang bleibt aber erhalten. Indikationen sind vaginal operative Entbindungen, Frühgeburten und ein sehr verspannter Beckenboden.

12.4.5 Operative Entbindung

Vaginal operative
Entbindung:
- Forceps
- Vakuum.

❹ Bei den operativen Entbindungen wird der Kaiserschnitt von den vaginal operativen Entbindungen unterschieden.

Bei den **vaginal** operativen Entbindungen wird lediglich die Endphase einer normalen Geburt mit Hilfe einer Zange oder Saugglocke unterstützt.

Voraussetzungen:
- Vollständig geöffneter Muttermund
- Gesprungene Fruchtblase
- Schädellage
- Kopf auf dem Beckenboden.

Voraussetzung ist ein vollständig geöffneter Muttermund, eine gesprungene Fruchtblase, und daß das Kind in Schädellage bereits auf dem Beckenboden liegt. Sie sind bei einem Geburtsstillstand mit der Gefahr des kindlichen Atemstillstandes (Asphyxie ☞ 12.5.7) und bei mütterlicher Erschöpfung nötig.

Zangenentbindung

Bei der Zangenentbindung (Forceps-Entbindung) wird um den kindlichen Kopf eine Zange gelegt. Durch wehensynchronen Zug an der Zange wird die Geburt des Kopfes unterstützt. Der restliche Körper folgt wie bei der spontanen Entbindung. Durch den Druck und Zug mit der Zange kann es zu Nervenverletzungen, Schädelbrüchen und Blutungen im Schädel kommen.

Saugglockenentbindung

Auf den kindlichen Kopf wird eine Saugglocke gesetzt, die sich durch Aufbauen eines Vakuums (Unterdruckes) am kindlichen Kopf festsaugt. Danach wird der kindliche Kopf wehensynchron ausgeleitet. Der restliche Körper folgt wie bei der Spontangeburt. Der Vakuumsog verursacht manchmal ein Hämatom der Schädelhaut, sog. Kephalhämatom (☞ 12.5.6). Auch kann es zu Schädelbrüchen und Blutungen im Schädel kommen.

Kaiserschnitt

Sectio caesarea in Vollnarkose oder Periduralanästhesie möglich.

Beim Kaiserschnitt *(Schnittentbindung,* Sectio caesarea) wird durch einen Bauchschnitt der Uterus operativ eröffnet und das Kind unter Umgehung des normalen Geburtskanals geboren. Der Kaiserschnitt wird in Vollnarkose oder Periduralanästhesie durchgeführt.

Die Indikationen sind:
- Lageanomalien, z.B. ein hoher Gradstand
- Mißverhältnis zwischen kindlichem Kopf und Becken der Mutter, z.B. ein verengtes Becken
- Placenta praevia (☞ 11.3.2)
- Drohende Eklampsie, Eklampsie (☞ 11.5)
- Kindliche Notfallsituationen, z.B. Herztonabfall.

12.4.6 Mütterliche Geburtsverletzungen

Durch die hohe Druck- und Dehnbelastung unter der Geburt kann es zu Gewebezerreißungen des Geburtskanals kommen.

Dammriß

Dammriß I.–IV. Grades.

❺ Beim Dammriß reißt der Damm. Nach dem Ausmaß der Verletzung werden 4 Grade unterschieden:

- *Dammriß I°*   Einriß der Dammhaut
- *Dammriß II°*   Riß der Dammuskulatur bis zum M. sphinkter ani externus
- *Dammriß III°*   Riß des M. sphinkter ani externus
- *Dammriß IV°*   Dammriß III° und zusätzlich Riß der Rektumwand.

Der Dammschutz (☞ 12.4.2) hilft, Dammrisse zu vermeiden. Bei zu starkem Druck wird eine Episiotomie (☞ 12.4.2) durchgeführt. Ist es zum Dammriß gekommen, müssen die einzelnen Schichten sorgfältig wieder genäht werden.

Häufige Folgen eines Dammrisses Grad III und IV sind Harn- und Stuhlinkontinenz sowie Senkung der Beckenorgane.

Prophylaxe:
- Dammschutz
- Episiotomie.

Zervixriß

Ist der Gebärmutterhals eingerissen, besteht die Gefahr der Zervixinsuffizienz (☞ 11.2) bei weiteren Schwangerschaften. Zur Prophylaxe des Zervixrisses darf erst bei sicher vollständiger Öffnung des Muttermund mitgepreßt werden. Die Therapie besteht in der operativen Versorgung, für die manchmal sogar eine Vollnarkose notwendig ist.

Uterusruptur

Gefahr:
Schock, innere Blutung.

Anzeichen:
- Wehensturm
- Akute Schmerzen
- Unruhe.

❻ Die Uterusruptur ist die **gefährlichste geburtshilfliche Komplikation.** Sie kann bei einer Überdehnung der Uteruswand oder bei Wandschädigungen des Uterus nach vorausgegangenen Operationen auftreten.

Die Anzeichen einer drohenden Ruptur sind ein Wehensturm, akute Schmerzen im Unterbauch und Unruhe der Schwangeren. Ist es zur Ruptur gekommen, brechen die Wehen ab, und es kommt zu Schocksymptomen durch massive innere Blutung. Die Therapie besteht in einer rechtzeitigen Wehenhemmung und Kaiserschnitt.

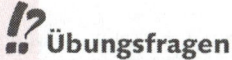

Übungsfragen

❶ Beschreiben Sie bitte den Geburtsverlauf in seinen verschiedenen Phasen!

❷ Was ist die Nachgeburtsperiode, und welche Störungen der Nachgeburtsperiode kennen Sie?

❸ Welche Möglichkeiten der Schmerztherapie unter der Geburt gibt es und wann werden sie benutzt?

❹ Welche operativen Entbindungsformen kennen Sie und wie werden sie durchgeführt?

❺ Welche Grade des Dammrisses kennen Sie, und welche Probleme können entstehen?

❻ Was ist die gefährlichste geburtshilfliche Komplikation?

12.5 Das Neugeborene

12.5.1 Anpassung an die Umwelt

❶ Nach der Geburt muß sich der kindliche Organismus an die neuen Lebensumstände anpassen.

Atmung

- Öffnung der Alveolen mit dem ersten Schrei
- Atemfreqenz: 35–40/Minute.

Das Atemzentrum wird durch den Sauerstoffabfall und CO_2-Anstieg im Blut angeregt. Bei ausreichender Lungenreife öffnen sich die Alveolen bereits mit dem ersten Schrei des Kindes, und die Lungenatmung setzt ein. Die Atemfrequenz des Neugeborenen beträgt 35–40/Minute.

Herz-Kreislauf-System

- Trennung von Körper- und Lungenkreislauf
- Foramen ovale zwischen linkem und rechtem Vorhof
- Ductus botalli zwischen Pulmonalarterie und Aorta.

Durch die Lungendurchblutung steigt der Druck im linken Vorhof an. Dadurch schließt sich das Foramen ovale. Auch der Ductus botalli, der die Pulmonalarterie und die Aorta verbindet, wird verschlossen. Lungen- und Körperkreislauf sind damit vollständig voneinander getrennt.

Hämoglobin

Das fetale Hämoglobin (HbF), welches eine bessere Sauerstoff-bindung besitzt, wird bis zum 5. Lebensmonat durch das »normale« Hämoglobin A ersetzt. Die Lebenszeit der fetalen Erythrozyten ist verkürzt. Demnach fällt eine vermehrte Bilirubinmenge an, die wegen der Unreife der Leber jedoch nicht in wasserlösliches Billirubin umgewandelt und dadurch nicht ausgeschieden werden kann: Es kommt zum Neugeborenenikterus (☞ 12.5.7).

Wärmehaushalt

Neugeborene haben eine im Verhältnis zur Körpermasse große Hautoberfläche und wenig Unterhautfettgewebe. Dadurch sind sie anfällig gegenüber Wärmeverlust und kühlen schnell aus.

Hormonhaushalt

Durch den relativ hohen Östrogenspiegel von der Mutter können Labien oder Hoden und Brüste des Neugeborenen geschwollen sein. Nach der Geburt kommt es zum plötzlichen Abfall der Hormone im Blut. Milchaustritt aus der Brustdrüse (Hexenmilch), vaginale Blutungen und Neugeborenenakne kommen vor.

Magen-Darm-Trakt

Mit der ersten Darmentleerung, die innerhalb von 12–24 Stunden nach der Geburt erfolgen sollte, nimmt der Magen-Darm-Trakt seine extrauterine Funktion auf. Der erste Stuhlgang besteht aus Schleim, Lanugohaaren und Zellen. Aufgrund seiner zähen Beschaffenheit und schwarzen Farbe wird er Kindspech oder **Mekonium** genannt.

Bei sehr eingedicktem, klebrigen Mekonium kann es zum Mekoniumileus kommen. Eine Spülung des Magen-Darm-Traktes beseitigt meist das Hindernis.

12.5.2 Erstversorgung des Neugeborenen

Der erste Schrei! Er ist deshalb so wichtig, damit sich die Lungen des Neugeborenen entfalten. Unterstützend wird immer der Nasen-Rachenraum abgesaugt. Das Kind wird abgetrocknet und der Mutter auf den Bauch gelegt. Dabei ist es vor Wärmeverlust zu schützen. Nacheinander wird es abgenabelt, erhält ein Armbändchen mit seinem Namen, wird gebadet, gemessen und gewogen.

Direkt nach dem Abnabeln werden vom Blut einer Nabelschnurarterie der pH-Wert und die Blutgase des Neugeborenen bestimmt. Da die Leber des Neugeborenen unreif ist, und es noch keine Darmbakterien besitzt, die Vitamin K bilden, erhält es zur Prophylaxe von Gerinnungstörungen Vitamin-K-Tropfen. Schon in der ersten Stunde nach der Geburt sollte das Neugeborene an die Brust angelegt werden, wenn die Mutter stillen möchte. Eine Vollnarkose, z.B. nach Kaiserschnitt, stellt keine Kontraindikation zum frühen Stillen dar.

Die früher routinemäßig durchgeführte CREDÉ-Prophylaxe mit Silbernitrat-Augentropfen wird wegen der Seltenheit der Gonorrhoe nicht mehr routinemäßig durchgeführt.

APGAR-Index

❷ 1, 5 und 10 Minuten nach der Geburt wird das Neugeborene nach fünf Gesichtspunkten beurteilt: Atmung, Puls, Grundtonus (Muskulatur), Aussehen (Hautfarbe), Reflexe.

APGAR-Schema

Punkte	0	1	2	Summe	Bewertung
Atmung	keine	langsam, unregelmäßig	kräftiges Schreien	9–10	optimal lebensfrisch
Puls	nicht tastbar	< 100/Minute	> 100/Minute	7–8	normal lebensfrisch
Grund-tonus	keine Spontan-bewegung	wenig Bewegung der Extremitäten	aktive Bewegungen	5–6	leichte Depression
Aussehen	blaß, blau	Stamm rosig, Extremitäten blau	rosig	3–4	mittlere Depression
Reflex auf Absaugen	keine Reaktion	Grimassieren	kräftiger Schrei, Husten, Niesen	0–2	schwere Depression

12.5.3 Erstuntersuchung

Erstuntersuchung max. 24 Stunden post partum:
- Erkrankungen erkennen
- Reifezeichen bestimmen.

Die erste Untersuchung der zehn gesetzlichen Untersuchungen der Kinder sollte 4–12 Stunden, maximal 24 Stunden nach der Geburt erfolgen. Sie dient dazu, Erkrankungen frühestmöglich zu erkennen und die Reife des Neugeborenen zu bestimmen. Daher ist sie sehr ausführlich:

- *Herz abhören:* Herztöne rein und rhythmisch?
- *Lunge abhören:* Atemgeräusche symmetrisch?
- *Haut beurteilen:* Farbe, Beschaffenheit, Verletzungen?
- *Hals:* Größe der Schilddrüse, Schlüsselbeinfrakturen?
- *Kopf:* Fontanellen gespannt, Kopf symmetrisch, Geburtsgeschwulst?
- *Mund:* Lippen-Kiefer-Gaumenspalten?
- *Abdomen:* Leber-, Milzgröße, Tumoren tastbar, Hernien (Brüche)?
- *Skelettsystem:* Fehlstellungen?
- *Genitalorgane:* Fehlbildungen?

- *Neurologische Untersuchung*: Lähmungen? Reflexe normal?
- *Magen-Darm-Trakt*: Sondierung des Magens zum Ausschluß von Verschlüssen, Analregion geöffnet?

Die Untersuchungsergebnisse werden in einem **Kinder-Untersuchungsheft** dokumentiert.

Reifezeichen

Bestimmte Zeichen sprechen für die Reife des Kindes, z.B:
- Käseschmiere
- Lanugobehaarung
- Fingernägel, Zehennägel
- Ohrmuscheln
- Fußsohlenfalten
- Genitalien.

❸ Ein Kind, das termingerecht geboren wird, ist auf das postnatale (nach der Geburt) Leben eingestellt. Anhand der Reifezeichen läßt sich erkennen, ob das Kind dem Gestationsalter (Schwangerschaftsdauer) entsprechend entwickelt ist:

- *Größe*: 48–54 cm
- *Gewicht*: 2 800–4 100 g
- *Haut* ist rosig mit Resten der **Käseschmiere** (Vernix): Belag auf der Haut des Neugeborenen aus Talg, Epithelzellen, Lanugohaaren und Cholesterin
- *Lanugohaare* (lanugo = Wolle, Flaum): Haarkleid des Feten, in der zweiten Schwangerschaftshälfte nur noch am Rücken und im Schulterbereich
- *Fingernägel* überragen die Kuppen
- *Zehennägel* schließen mit den Kuppen ab
- *Ohrmuschelknorpel* haben volle Form
- *Fußsohlenfalten* bedecken die ganze Sohle
- *Genitalien*: Die großen Schamlippen überdecken die kleinen. Die Hoden befinden sich im Hodensack.

12.5.4 Früh-, Mangel-, Spätgeburt

Frühgeburt

Nach der 28. und vor Vollendung der 37. SSW:
- Großer Kopf
- Dünne Haut
- Unreife Genitalien.

❹ Eine Frühgeburt ist eine Geburt nach der 28. und vor Vollendung der 37. SSW. Aufgrund der zu kurzen Schwangerschaftszeit sind die Neugeborenen unreif und weisen typische Merkmale auf:

- Großer Kopf mit wenig Haaren und schlaffen Ohrmuscheln
- Dünne Haut mit wenig Unterhautfettgewebe
- Genitalien: Die Hoden sind noch nicht im Hodensack, bzw. die kleinen Schamlippen werden noch nicht von den großen bedeckt.

Neigung zu Komplikationen.

Frühgeborene neigen zu Atemstörungen, Hirnblutungen, Trinkstörungen, Infektionen, Temperaturregulationsstörungen und verstärktem Neugeborenenikterus.

Mangelgeburt

Small for date baby mit Zeichen der Überreife:
- Wenig Fettpolster
- Trockene Haut und Waschfrauenhände
- Keine Lanugobehaarung
- Keine Käseschmiere.

Eine Mangelgeburt wird zeitgerecht geboren, ist aber zu klein für das Alter: **Small for date baby.** Die funktionelle Reife ist größer als bei den Frühgeborenen. Es bestehen sogar die Zeichen des Überreifesyndromes (CLIFFORD-Syndrom beim Kind): Fehlende Käseschmiere und trockene, faltige Haut mit Waschfrauenhänden. Mangelgeborene neigen zu Hypoglykämien, Verdauungsstörungen und Infektionen. Die Ursache ist meistens eine intrauterine Mangelversorgung aufgrund einer Plazentainsuffizienz.

Spätgeburt

Geburt nach der 42. SSW: überreif.

Kommt ein Kind nach der 42. SSW zur Welt, ist es eine Spätgeburt. Das Kind ist überreif und weist folgende Merkmale auf:
- Große Kinder mit wenig Fettpolster
- Trockene und schlaffe Haut mit Waschfrauenhänden
- Keine Lanugobehaarung
- Keine Käseschmiere.

Komplikationen:
- Hypoglykämien
- Lungenblutungen.

Die Kinder neigen zu Hypoglykämien und Lungenblutungen. Teils ging intrauterin schon das Mekonium ab. Dadurch kann es zur Mekoniumaspiration kommen, die zu Atemstörungen des Neugeborenen führt.

12.5.5 Angeborene Fehlbildungen

❺ Bei einigen angeborenen Fehlbildungen hängt die Prognose wesentlich von einer frühestmöglichen Behandlung ab. Zu ihnen gehören die Verschlüsse (Atresien) von Speiseröhre und Darm. Bei der Erstuntersuchung (☞ 10.5.1) wird gezielt nach ihnen gesucht.

Ösophagusatresie (Speiseröhrenverschluß)

Aspirationsgefahr bei der Ösophagusatresie.

Das Lumen der Speiseröhre ist nicht oder nur teilweise angelegt. Dadurch ist keine Magensondierung möglich. Kennzeichen ist der Speichelfluß aus dem Mund, weil er nicht geschluckt werden kann. Zu 85 % besteht auch eine Verbindung mit dem Bronchialsystem: Ösophagotracheale Fistel. Beim ersten Trinkversuch besteht die Gefahr, daß die Flüssigkeit in die Lunge gelangt (Aspiration). Die operative Therapie sollte so schnell wie möglich erfolgen.

Choanalatresie

Kind wird blau
beim Stillen.

Die hintere Öffnung der Nase zum Rachenraum (Choanen), ist verschlossen. Beim ersten Stillen wird das Kind blau, da es durch die Nase keine Luft bekommt. Das Kind muß schnellstmöglich in einer Spezialklinik operiert werden.

Analatresie

Kein Stuhlgang,
Kind erbricht.

Das Lumen des Anus ist nicht angelegt und der Enddarm damit verschlossen. Das Kind hat, wenn keine Fistelgänge vorhanden sind, keinen Stuhlgang und erbricht. Die operative Korrektur sollte so schnell wie möglich erfolgen.

Lippen-Kiefer-Gaumenspalte

Mißbildung in der
3.–8. Embryonalwoche.

Die Lippen-Kiefer-Gaumenspalte ist eine Hemmungsmißbildung, die in der 3.–8. Embryonalwoche entsteht. Das Ausmaß kann sehr unterschiedlich sein. Die Spalte kann in der Mitte oder seitlich ein- oder zweiseitig auftreten. Die einfache Lippenspalte (Hasenscharte) beispielsweise betrifft nur die Oberlippe.

12.5.6 Geburtsverletzungen des Neugeborenen

- Nervenlähmungen
- Hämatome
- Frakturen.

6 Durch einen zu engen Geburtskanal bei sehr großen Kindern oder durch den Einsatz von der Geburtszange kann es während der Geburt zu körperlichen Verletzungen des Neugeborenen in Form von Nervenlähmungen, Hämatomen oder Frakturen kommen.

Geburtsgeschwulst und Kephalhämatom

Durch die mechanische Verformung des Kopfes beim Durchtritt durch das Becken kann es zum Kephalhämatom (Kopfbluterguß) oder zur Geburtsgeschwulst (Caput succedaneum) kommen (Abb. 12.8). Das Kephalhämatom ist ein Bluterguß unter der Knochenhaut der Schädelknochen und wird durch die Schädelnähte begrenzt. Die Geburtsgeschwulst ist ein Ödem im Subkutangewebe der Kopfhaut und übergreift die Schädelnähte. Eine Therapie ist nicht nötig, da die Erscheinungen sich von alleine zurückbilden.

Fazialisparese

Bei Zangenentbindungen kann der Nervus facialis, der die Gesichtsmuskulatur versorgt, durch Druck geschädigt werden.

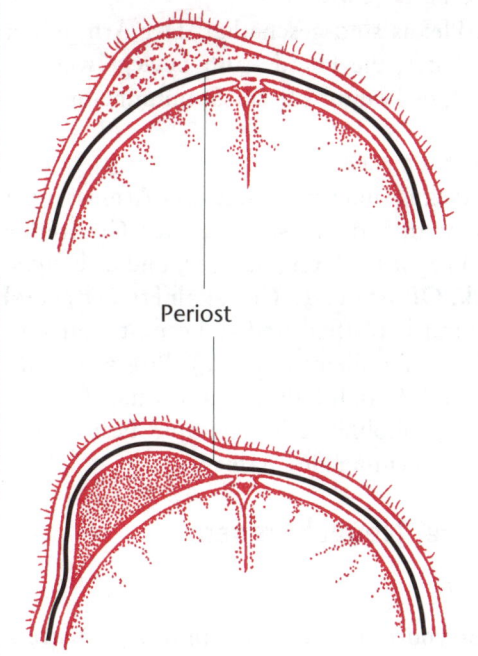

Caput succedaneum (Geburtsschwulst)
Teigige Anschwellung des lockeren Bindegewebes
zwischen Galea und Periost unter der Geburt
(= supraperiostales Ödem bzw. Sero-Hämatom),
reicht über die Schädelnähte hinaus.
Nicht therapiebedürftig. Bildet sich innerhalb
1–2 Tagen zurück.

Periost

Kephalhämatom
Hämatombildung mit Abhebung des Periosts
(= subperiostales Hämatom). Häufigkeit ca. 0,5 %
aller Geburten. Schädelnähte sind immer Be-
grenzung des Kephalhämatoms.
Entwicklung innerhalb der ersten Lebenstage,
Rückbildung innerhalb von 8–16 Wochen. Keine
besondere Therapie erforderlich.

Abb. 12.8 Kephalhämatom und Caput succedaneum

Der Mundwinkel der gesunden Seite wird dann beim Schreien verzogen, der andere hängt herab. Meistens kommt es zur Spontanheilung.

Hirnblutungen

Die Hirngefäße sind sehr empfindlich gegenüber Sauerstoffmangel. Tritt eine Sauerstoffunterversorgung während oder nach der Geburt auf, können Hirnblutungen entstehen. Die Prognose ist abhängig vom Ausmaß der Blutung.

Schlüsselbeinbruch

Eine Klavikulafraktur ist die **häufigste Fraktur** unter der Geburt. Sie heilt meist ohne Folgen und ohne spezielle Therapie ab.

Armplexus-Verletzungen

Wenn die Geburt der Schultern schwierig ist, kann der Plexus brachialis (Nervengeflecht unter dem Schlüsselbein, von dem u.a. die Armnerven abgehen) verletzt werden. Zwei Arten von Lähmungen werden unterschieden:

Obere Plexuslähmung:
Hand wird bewegt,
Arm hängt herunter.

Obere Plexuslähmung (ERB-DUCHENNE)

Die oberen Anteile des Plexus sind geschädigt. Der Arm hängt nach innen gedreht herunter, die Hand kann bewegt werden. Die Prognose ist gut und, es kommt oft zur Spontanheilung.

Untere Plexuslähmung:
Pfötchenstellung der
Hand, Arm wird
bewegt.

Untere Plexuslähmung (KLUMPKE)

Die unteren Anteile des Plexus sind geschädigt. Der Arm ist nicht betroffen, die Hand steht in Pfötchenstellung, der Greifreflex ist nicht auslösbar. Die Prognose ist ungünstiger, und es bleiben häufiger Schäden zurück. Oft ist der 1. Thorakalnerv (Th_1) und damit der Sympathikus mit betroffen, und es kommt zum sog. HORNER-Syndrom: Miosis (Pupillenverengung), Ptosis (Herabsinken des Oberlides) und Enophthalmus (abnorme Tieflage des Augapfels in der Augenhöhle). Die Therapie besteht aus Krankengymnastik und Schienung des Armes.

12.5.7 Komplikationen bei Neugeborenen

Atemnotsyndrom

- Tachypnoe
- Nasenflügeln
- Graue Hautfarbe.

❼ Bei einem Atemnotsyndrom (RDS, Respiratory Distress Syndrome) kommt es zu Gasaustauschstörungen der Lunge. Die Kinder atmen sehr schnell (Tachypnoe) und zeigen Nasenflügeln. Durch die verstärkte Atemanstrengung zieht sich die Haut in den Zwischenrippenräumen und am Sternum ein. Wegen des Sauerstoffmangels ist die Hautfarbe grau. Die häufigsten Ursachen sind Unreife des Neugeborenen mit **Surfactantmangel,** eine Aspiration von Fruchtwasser und/oder Mekonium oder Blut oder eine Raumverdrängung der Lunge, z.B. durch eine Zwerchfellhernie. Surfactant ist ein oberflächenaktiver Stoff (engl. **surf**ace **a**ctive a**gent**), der die Oberflächenspannung in den Alveolen herabsetzt und damit die Entfaltung der Alveolen ermöglicht. Fehlt Surfactant oder ist er zu wenig vorhanden, bilden sich Atelektasen (nicht entfaltete Alveolenbereiche). Die Kinder müssen beatmet werden und erhalten Surfactant. Ist eine Geburt vor der 36. SSW vorhersehbar, wird die Reifung der Lunge noch im Mutterleib medikamentös unterstützt: Glukokortikoide regen die Surfactantproduktion des Fetus an.

Entfaltung der
Alveolen ist vermindert
wegen Surfactant-
mangel.
Glukokortikoide
fördern Surfactant-
bildung im Mutterleib.

Asphyxie

Gefahr des Asystolie.

Die Asphyxie ist ein Atemstillstand nach der Geburt. Normalerweise setzt die Spontanatmung 30 Sekunden nach der Geburt ein. Wenn nach 60 Sekunden keine Spontanatmung eingetreten ist, spricht man von Asphyxie. Bei länger andauerndem Atemstillstand sinkt die Herzfrequenz bis zur Asystolie (Pulslosigkeit).

Blaue und weiße
Asphyxie.

Zwei Formen werden unterschieden:
- **Blaue Asphyxie:** Das Neugeborene ist blau angelaufen, aber noch kreislaufstabil.
- **Weiße Asphyxie:** Das Neugeborene ist sehr blaß und zeigt Schocksymptome.

Die Kinder müssen sofort reanimiert werden, da die Gefahr bleibender Hirnschäden besteht.

Ikterus

Formen des Ikterus:
- Neugeborenenikterus
- Icterus praecox
- Icterus prolongatus.

❽ Ein Ikterus (Gelbfärbung der Haut) entsteht, wenn die Bilirubinwerte im Blut erhöht sind. Bilirubin ist ein Abbauprodukt des Hämoglobins. Dieses wird freigesetzt, wenn Erythrozyten abgebaut bzw. zerstört werden. Intrauterin wird das Bilirubin über die Plazenta ausgeschieden. Nach der Geburt besteht ein Mangel an dem Leberenzym Glukoronyltransferase, da die Leber des Neugeborenen noch unreif ist. Da dieses Enzym benötigt wird, um das Bilirubin in eine wasserlösliche, ausscheidungsfähige Form umzuwandeln, steigt die Bilirubinkonzentration des Kindes an. Folge ist der **Neugeborenenikterus** (Icterus neonatorum), der physiologisch ist und zwischen dem 4. und 6. Lebenstag auftritt. Am 5. Tag sind die Bilirubinwerte am höchsten, bis maximal 15 mg%. Die Kinder sind träge und trinken wenig.

Bei einem Morbus haemolyticus (☞ 11.7.1, 11.7.2) aufgrund einer Blutgruppenunverträglichkeit fällt vermehrt Bilirubin an, so daß die Werte schon innerhalb der ersten 24 Stunden auf über 7 mg% ansteigen. Dieser frühzeitige Ikterus wird **Icterus praecox** genannt. Die Konzentration kann schließlich 15 mg% übersteigen und es besteht die Gefahr einer Bilirubinintoxikation: Bilirubin gelangt in das Gehirn und die Zellen werden geschädigt, sog. **Kernikterus.** Die Folgen sind geistige und körperliche Behinderung.

Sind die Bilirubinwerte noch nach dem 10. Lebenstag erhöht, spricht man vom **Icterus prolongatus** (prolongatus = verlängert). Er wird auch Muttermilchikterus genannt, da die Muttermilch ein Steroid enthält, das die Bilirubinrückresorption aus dem Darm begünstigt.

Therapie
- Phototherapie
- Austauchtransfusion.

Leichtere Fälle werden mit der Phototherapie behandelt (☞ 11.7.1). In schweren Fällen muß das Kind eine Austauschtransfusion erhalten.

Hypoglykämie

Gefährdet sind Mangel-
und Spätgeburten
sowie Kinder von
Müttern mit Diabetes.

Zeichen:
- Krämpfe, Zittern
- Augenrollen
- Trinkschwierigkeiten
- Atemstillstand
- Auffälliges Schreien.

Frühes Anlegen oder
Glukosegabe kann
Hypoglykämien
vermeiden.

Beim reifen Neugeborenen spricht man ab einem Blutzucker
von < 30 mg/dl, beim Frühgeborenen bei einem Blutzucker von
< 20 mg/dl von einer Hypoglykämie. Die Symptome sind un-
spezifisch. Neben Krämpfen treten Zittern, Augenrollen, Trinkschwierigkeiten, Phasen mit Atemstillstand und schrilles oder
schwaches Schreien auf. Frühzeitiges Anlegen oder frühzeitige
orale oder intravenöse Glukosegabe können die Hypoglykämie
vermeiden. Besonders häufig treten diese Hypoglykämien bei
Kindern diabetischer Mütter auf.

Pathophysiologie: Die Hyperglykämie bei der Mutter führt
zu einem Hyperinsulinismus der Kinder mit Steigerung der Zuk-
kerbildung und Hemmung des Fettabbaus (Insulinmast). Nach
der Geburt ist das Zuckerangebot erniedrigt, die Insulinmenge
aber noch hoch, und es kommt zu Hypoglykämien.

Hypokalzämie

Unterfunktion der
Nebenschilddrüse.

Zeichen:
- Übererregung
- Zittern
- Schüttelkrämpfe
- Atemstillstand-
  attacken.

Bei Kalziumwerten unter 7 mg/dl spricht man von einer Hypo-
kalzämie beim Neugeborenen. Sie ist häufig bei Frühgeborenen,
hypotrophen oder kranken Neugeborenen. Ursache ist meist
eine vorübergehende Unterfunktion der Nebenschilddrüse.
Übererregung, Zittern, Schüttelkrämpfe, zerebrale Krämpfe
und plötzlicher Atemstillstand können auftreten. Therapeutisch wird bei Krampfzuständen Kalzium i.v. gegeben. Wenn
die Krämpfe vorbei sind, kann das Kalzium auch oral gegeben
werden.

Therapie
Kalziumgabe.

⁉ Übungsfragen

❶ Beschreiben Sie bitte, wie sich der neugeborene Organismus
an die Umwelt anpaßt! Hilfestellung: Atmung, Herz-Kreislauf-
System, Blut, Gerinnung, Wärmehaushalt, Hormonhaushalt,
Magen-Darm-Trakt.

❷ Was ist der APGAR-Index?

❸ Zählen Sie bitte mehrere Reifezeichen des Neugeborenen auf!

❹ Was ist eine Frühgeburt, was eine Mangelgeburt und was eine
Spätgeburt?

❺ Welche angeborenen Fehlbildungen kennen Sie?

❻ Welche Geburtsverletzungen beim Kind kennen Sie
(Ursache, Therapie, Symptome)?

❼ Was ist das Atemnotsyndrom und wann tritt es auf?

❽ Was ist ein Ikterus, wann tritt er auf und wie wird er therapiert?

13 Wochenbett

13.1 Normales Wochenbett ☀️

Rückbildung der schwangerschafts-bedingten Veränderungen dauert 6–8 Wochen.

Das Wochenbett (Puerperium) beginnt mit der Plazentaausstoßung und dauert ca. 6–8 Wochen. Während dieser Zeit findet eine große hormonelle Umstellung des weiblichen Organismus statt, und die meisten schwangerschaftbedingten, körperlichen Veränderungen bilden sich zurück.

13.1.1 Hormonelle Umstellung

Östrogen und Progesteron

❶ Nach der Geburt fallen der Östrogen- und Progesteronspiegel ab. Damit gehen auch die Nebenwirkungen (☞ 10.3) dieser Hormone zurück. Die Kontraktionsfähigkeit der glatten Muskulatur (z.B. Gefäße, Harnleiter) und der quergestreiften Muskulatur (z.B. Beckenboden- und Bauchmuskulatur) nimmt wieder zu. Dadurch wird der Kreislauf stabiler, die Neigung zu Obstipation und die Anfälligkeit für Harnweginfekte gehen zurück. Es kommt zur Ausschwemmung der schwangerschaftbedingten Ödeme, Normalisierung des Körpergewichtes, des Hb-Wertes und der Leukozytenwerte.

Abfall der Hormonspiegel:
- Kreislaufstabilisierung
- Harnweginfekte rückläufig
- Hb-Wert und Körpergewicht normalisiert sich.

Prolaktin

Die Prolaktinwerte sinken nach der Geburt ab. Erst durch das Stillen wird Prolaktin vermehrt freigesetzt. Es hemmt die FSH- und LH-Ausschüttung der Hypophse mit der Folge einer Amenorrhoe (☞ 4.2). Diese Amenorrhoe ist kein sicherer antikonzeptiver Schutz.

Hemmt FSH und LH-Ausschüttung → Amenorrhoe bei stillenden Frauen. Kein Schutz vor Schwangerschaft.

Nicht stillende Frauen haben 6–8 Wochen nach der Geburt wieder einen normalen Menstruationszyklus.

13.1.2 Rückbildung des Uterus

Nachwehen, Hormonabfall und Oxytocin fördern die Uterusrückbildung.

❷ Der Uterus wiegt direkt nach der Geburt ca. 1 000 g (20fache des Ausgangsgewichtes). Durch Nachwehen und den Hormonabfall von Östrogen und Gestagen, durch den die Durchblutung vermindert wird, erreicht der Uterus am Ende des Wochenbettes wieder sein Ausgangsgewicht von 50 g. Auch durch Oxytocin, welches durch das Stillen ausgeschüttet wird, kontrahiert sich der Uterus und unterstützt so seine **Rückbildung.**

Der Verlauf der Rückbildung wird in den ersten 10 Tagen täglich kontrolliert. Dazu wird die Höhe des **Fundus** (Oberkante des Uterus) durch Abtasten des Bauches ermittelt, sog. Fundusstand. Dieser wird auf den Bauchnabel bezogen und der Abstand zwischen Fundus und Bauchnabel in Querfingern angegeben.

Bildet sich der Uterus regelrecht zurück, sind folgende Fundusstände normal (Abb. 13.1):

- Nach der Geburt zwischen Symphyse und Nabel
- *Am 1. Tag*   1 Querfinger über dem Nabel (1/N)
- *Am 3. Tag*   2 Querfinger unter dem Nabel (N/2)
- *Am 10.Tag*   an der Symphysenoberkante.

Nach 6 Wochen hat der Uterus sich vollständig zurückgebildet. Weitere Faktoren, die die Rückbildung fördern, sind Frühmobilisierung, Wochenbettgymnastik, Stillen, regelmäßige Darmentleerung und ggf. wehen- und kontraktionsfördernde Medikamente.

Regelrechte Uterusrückbildung wird über den Fundusstand täglich kontrolliert.

Wochen nach Entbindung	Wochenfluß	Uterusgröße
1. Woche	blutig	
Ende der 1. Woche	braun-rötlich	
Ende der 2. Woche	dunkel-gelb	
Ende der 3. Woche	grau-weiß	
nach ca. 4 – 6 Wochen	Versiegen des Wochenflusses	

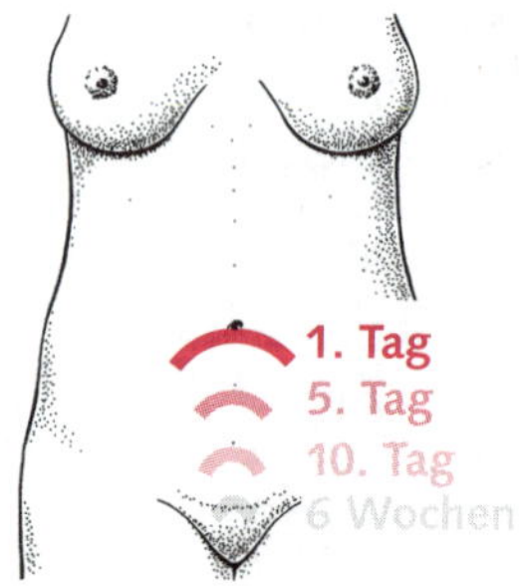

1. Tag / 5. Tag / 10. Tag / 6 Wochen

Abb. 13.1
Uterusrückbildung und Änderung des Wochenflusses

13.1.3   Lochien

❸ Die Lochien (Wochenfluß) bestehen aus abgestorbenen Resten der Plazenta, Wundsekret und kleinen Blutkoageln. Weiterhin sind sie mit Streptokokken und Staphylokokken besiedelt und deshalb infektiös. Direkt nach der Plazentageburt beginnt der Wochenfluß und dauert 4–6 Wochen. Durch die Rückbildung des Uterus verkleinert sich die Wundfläche, und der Wochenfluß wird weniger. Auch die Zusammensetzung und das Aussehen der Lochien ändern sich (Abb. 13.1).

Wochenfluß ca. 4–6 Wochen. Lochien sind mit Staphylokokken und Streptokokken besiedelt.

Pflege im Wochenbett

Wegen der infektiösen Lochien soll die Patientin nach jedem Toilettengang und Vorlagenwechsel die Hände desinfizieren. Außerdem sind Nachthemden zum Knöpfen vorzuziehen, da sie nicht über den Kopf gezogen werden und somit die Keime aus dem Intimbereich nicht an die Brust verschleppt werden.

Die Dammregion wird mindestens dreimal täglich, z.B. mit Kamillelösung gespült bzw. in einem Bidet oder in der Dusche abgebraust.

Die Thrombosegefahr ist gerade im Wochenbett erhöht (☞ 13.2). Deshalb wird die junge Mutter frühmobilisiert und erhält Thrombosestrümpfe. Vorsicht, die Kollapsneigung ist erhöht!

Die Wochenbettgymnastik fördert die Uterusrückbildung und ist eine wichtige Prophylaxe von späteren Senkungen der Beckenorgane.

Um Infektionen, z.B. Endometritis, Mastitis frühzeitig zu erkennen, werden regelmäßig Temperatur und Puls kontrolliert.

13.2 Erkrankungen im Wochenbett

Verzögerte Uterusrückbildung

❹ Eine verzögerte Rückbildung (Subinvolutio uteri) des Uterus findet sich bei Überdehnung des Uterus, Narben nach einer Schnittentbindung, verlängerter Geburtsdauer, Wehenschwäche, großen Uterusmyomen und mangelhafter Oxytocinausschüttung durch Abstillen.

Fundus höher als zeitentsprechend. Kontraktionsfördernde Medikamente unterstützen die Rückbildung.

Der Fundus steht höher, als es der Zeit entspricht, und der Wochenfluß ist vermehrt. Mit wehen- bzw. kontraktionsfördenden Medikamenten, z.B. Oxytocin (Orasthin®) oder einem Mutterkornalkaloid (Methergin®), werden die Nachwehen und damit die Rückbildung unterstützt.

Lochialstau

Begünstigt nach Kaiserschnitt und verzögerter Uterusrückbildung.

Bei einer verzögerten Uterusrückbildung oder einem Verschluß des inneren Muttermundes, z.B. nach Schnittentbindung, können die Lochien nicht frei abfließen. Auffällig ist der geringe Lochienfluß und ein druckschmerzhafter Uterus, der größer als während der normalen Rückbildung ist. Die Gefahr besteht in der Entwicklung einer Endometritis, wenn sich das gestaute Sekret infiziert. Dann kommt als weiteres Symptom Fieber dazu.

- Wenig Lochien
- Druckschmerzhafter, großer Uterus.

Als Therapie werden Kontraktionsmittel gegeben, um die Abstoßung der Lochien zu fördern. Zusätzlich muß die Patientin zur Bewegung angehalten werden.

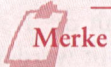
Merke

Genaues Beobachten der Lochien läßt einen Lochialstau frühzeitig erkennen.

Wochenbettfieber

Infektion durch Staphylokokken oder Streptokokken.

❺ Alle genitalen Infektionen nach der Geburt werden unter dem Begriff Wochenbettfieber (Puerperalfieber, Kindbettfieber) zusammengefaßt. Ursache ist die Keimbesiedelung, meistens mit Streptkokken oder Staphylokokken, der Scheide und/oder des Uterus, z.B. nach vorzeitigem Blasensprung, Untersuchungen unter der Geburt ohne Beachtung der Hygiene oder Subinvolutio uteri mit Lochialstau.

Anzeichen:
- Übelriechende Lochien
- Druckschmerzhafter Uterus
- Fieber > 38 °C.

Die Anzeichen sind **übelriechende Lochien**, ein **druckschmerzhafter Uterus** und **Fieber > 38 °C** mit Schüttelfrost. Es besteht die Gefahr einer Sepsis. Deshalb werden so früh wie möglich Wehen- und Kontraktionsmittel sowie Antibiotika gegeben.

Therapie
- Kontraktionsmittel
- Antibiotika.

Puerperalsepsis
Wird ein Wochenbettfieber nicht rechtzeitig therapiert, kommt es zur Sepsis mit septischen Temperaturen, Tachykardie, beschleunigter Atmung und starker Beeinträchtigung des Allgemeinbefindens. Es besteht die Gefahr des Schocks und der Entgleisung des Gerinnungssystems. Eine intensivmedizinische Therapie mit Antibiotikagabe, Ausgleich des Elektrolyt- und Wasserhaushaltes und Heparinisierung zur Thromboseprophylaxe ist zwingend notwendig.

Schweres Krankheitsbild mit:
- Septischen Temperaturen
- Schock.

Intensivtherapie

Blutungen im Wochenbett

Zu starken Blutungen nach der Geburt kann es kommen durch: Plazentareste, Entzündungen, Geburtsverletzungen, unzureichendes Nähen von Rissen oder eine verminderte Kontraktionskraft des Uterus. Die Therapie richtet sich nach der Ursache.

Thrombose, Embolie

Ursachen:
- Thromboplastin-haltiges Material
- Verminderte Mobilität
- Abflußbehinderung des Blutes.

❻ Im Wochenbett ist die Thrombose- und Emboliegefahr erhöht. Die Ursachen sind:

▪ Einschwemmung von thromboplastinhaltigem (aktivierender Stoff der Blutgerinnung) Material aus der Plazenta in die mütterliche Blutbahn, welches zur Hyperkoagulabilität (erhöhten Gerinnbarkeit) des Blutes führt.

▪ Verminderte Mobilität der Wöchnerin und damit Verlangsamung des venösen Rückstromes.

▪ Abflußbehinderung durch den Druck des großen Uterus auf die Beckenvenen.

Begünstigender Faktor ist eine bestehende Varikosis der Patientin.

Thrombophlebitis

Viel Bewegung bei Thrombophlebitis.

Die entzündete Vene ist druckschmerzhaft und die betroffene Extremität gerötet und schmerzhaft. Die Therapie besteht aus Heparinsalbenverbänden und Alkoholumschlägen verbunden mit viel Bewegung. Es besteht die Gefahr, daß die Entzündung auf die tiefen Beinvenen übergreift.

Tiefe Beinvenenthrombose

Strenge Bettruhe bei tiefer Bein-venenthrombose.

Bei der tiefen Beinvenenthrombose sind der Venenverlauf und die Wade druckschmerzhaft. Das betroffene Bein ist geschwollen, und die Patientin hat subfebrile Temperaturen.

Im Gegensatz zur oberflächlichen Thrombose muß die Patientin **strenge Bettruhe** einhalten. Sie bekommt Infusionen mit Heparin und Kompressionsstrümpfe bzw. die Beine werden gewickelt. Eventuell muß die Thrombose medikamentös aufgelöst werden. Bei jeder Thrombose besteht die Gefahr einer Lungenembolie.

Pflege Gerade im Wochenbett ist eine regelmäßige Thromboseprophylaxe notwendig: Die Patientin früh mobilisieren, zur Bewegung und im Bett zu selbständiger Gymnastik auffordern.

Psychische Labilität

Neuer Lebensabschnitt und hormonelle Umstellung kann zu Heultagen um den 2.–4. Tag postpartum führen.

Die neue Lebenssituation und die hormonelle Umstellung können zur psychischen Labilität der Wöchnerin führen. Häufig sind die sogenannten **Heultage** (Maternity blues) am 2.–4. Tag nach der Geburt. Durch die Anstrengung bei der Geburt und den Schlafmangel sind die Frauen müde, weinerlich und leicht erregbar.

Hinzu kommt die neue Verantwortung für das Neugeborene. Hilfreich sind Verständnis und Gesprächsbereitschaft.

Es können aber auch **Psychosen** in Form von schweren Wochenbettdepressionen auftreten. Bei dieser Störung ist eine psychiatrische Therapie unbedingt erforderlich.

13.3 Stillen

Während der Schwangerschaft verändert sich die Brust durch die Hormone der Plazenta (Östrogene, Progesteron). Das Drüsengewebe reift aus und verdrängt Fett- und Bindegewebe. Gegen Ende der Schwangerschaft steigt der Prolaktinspiegel und löst die Milchbildung aus. Nach der Geburt fallen dann alle Hormonspiegel erst einmal ab.

13.3.1 Milchbildung

Milcheinschuß am 3. Tag:
- Pralle, schmerzhafte Brust
- Fieber möglich.

❼ Gegen Ende der Schwangerschaft setzt schon die Bildung der Vormilch ein, das sog. **Kolostrum.** Sie ist gelblich und enthält viele mütterliche Antikörper (besonders IgA), die den Säugling vor allem vor Darminfektionen schützen. Außerdem ist sie kohlenhydratarm und eiweißreich.

Zwischen dem 2. und 4. Tag nach der Geburt beginnt die eigentliche Milchbildung durch den plötzlichen Abfall der Östrogene. Es kommt zum sog. **Milcheinschuß.** Die Brust ist prall und kann schmerzen. Manchmal treten Temperaturen bis 38 °C über 2 Tage auf.

Nach der Vormilch kommt es zur Bildung der Übergangsmilch (transitorische Milch) bis zum 10.–15. Wochenbettag. Anschließend erst wird die reife Frauenmilch gebildet.

Das Anlegen des Kindes fördert die Milchbildung: Galaktogenese. Durch den Saugreiz werden vermehrt **Oxytocin** und **Prolaktin** ausgeschüttet. Oxytocin fördert nicht nur die Kontraktion der Gebärmutter, sondern auch den Milchfluß (Abb. 13.2).

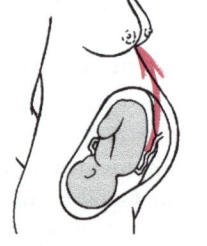

Vorbereitung der Brustdrüse

in der Schwangerschaft stimulieren hohe Östrogen- und Progesteronspiegel das Drüsenwachstum

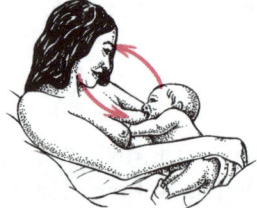

Milchbildung und -entleerung

durch Saugen an der Brustwarze kommt es zur Prolaktin- und Oxytocinausschüttung

↓

- Prolaktin fördert die Milchbildung
- Oxytocin führt zur Milchentleerung

Abb. 13.2
Milchbildung und Milcheinschuß

Durch den Saugreiz wird Oxytocin und Prolaktin ausgeschüttet.

Milchbildung fördern durch:
- Häufiges Anlegen
- Brust leertrinken lassen
- Mindestens 2,5 l trinken
- Evtl. Milchbildungstees, Oleum lactagonum, z.B. Paspertin®.

Die Milchbildung läßt sich durch einfache Maßnahmen fördern:
- ◼ Brüste gut leertrinken lassen
- ◼ Bei Trinkschwäche des Kindes die Milch abpumpen und diese mit einem Fläschchen dem Kind geben
- ◼ Die Mutter sollte mindestens 2,5 l pro Tag trinken.

Fehlende Milchbildung Manche Schwangere bilden zu wenig (Hypogalaktie) oder gar keine Milch (Agalaktie). Durch regelmäßiges Anlegen kann versucht werden, die Milchbildung anzuregen. Mit Milchbildungstee (je nach Apotheke verschiedene Zusammensetzung), Oleum lactagonum zum Einreiben der Brust, z.B. Paspertin®-Tropfen zum Anregen der Prolaktinsekretion oder Syntocinon®-Nasenspray (Oxytocin) wird die Milchbildung angeregt.

Medikamente in der Stillzeit

Viele Medikamente (z.B. Psychopharmaka, Antibiotika, Beruhigungsmittel) können in die Muttermilch übergehen und wirken somit auch auf den Organismus des Kindes. Die Einnahme von Medikamenten in der Stillzeit bedarf daher einer strengen Indikationsstellung. Ist jedoch die Einnahme milchgängiger Medikamente unumgänglich, muß die Milch abgepumpt und verworfen werden. Ist das Medikament abgesetzt, kann die Frau wieder stillen.

13.3.2 Milchzusammensetzung

Nährstoffzusammensetzung der Frauenmilch im Vergleich zur Kuhmilch

(g/100 g)	Kolostrum	reife Frauenmilch	Kuhmilch
Protein	2,7	1,2	3,3
Fett	2,9	3,8	3,5
Kohlenhydrate	5,3	6,9	4,8
Wasser	83–90	83–90	86–90
Na^+ (mg/dl)	40	15	47
K^+	75	55	150
Ca^{2+}	32	34	120
Cl^-	90	40	103
Phospor	15	20	95

❽ Die Muttermilch ist optimal dem Bedarf des Säuglings angepaßt und allen anderen Milchnahrungen überlegen. Sie enthält Proteine, Fette, Kohlenhydrate, Mineralstoffe, Vitamine, Antikörper und Abwehrzellen (Makrophagen, Lymphozyten).

Muttermilch ist leicht verdaulich und gewährleistet eine ausgewogene Fett- und Vitaminversorgung. Künstliche Milchpräparate werden für die Haltbarkeit erhitzt, was z.B. zur Denaturierung des Eiweiß führen kann. Trotzdem ist keine Keimfreiheit garantiert, und mütterliche Abwehrfaktoren sind nicht ersetzbar.

Muttermilch enthält auch Makrophagen und Lymphozyten.

Mit Muttermilch gestillte Kinder sind weniger anfällig für Infekte und Allergien und erhalten durch das Stillen einen innigeren Kontakt zur Mutter.

13.3.3 Stilltechnik

❾ Das Anlegen des Kindes ist der beste Stimulus für die Milchbildung. Daher sollte das Kind so früh wie möglich, am besten noch im Kreißsaal, angelegt werden. Ein paar Regeln sollten beachtet werden:

- Kind an beide Brüste anfänglich nicht länger als 5 Minuten anlegen
- feeding on demand
- Sorgfältige Hygiene.

- Bei jedem Stillen das Kind an beiden Brüsten anlegen.
- Am Anfang nicht länger als 5 Minuten pro Brust stillen, später maximal 20 Minuten pro Seite.
- Stillen immer dann, wenn das Kind sich meldet (Feeding on demand). Eine Spätmahlzeit (22.00 Uhr) sollte immer angeboten werden.
- Sorgfältige Hygiene: Hände waschen und desinfizieren vor Anlegen des Kindes.
- Brustwarzen sorgfältig pflegen: Milchreste auf der Brustwarze verreiben und antrocknen lassen; Brustwarzen nicht einseifen oder abbürsten, sondern mit sterilen Tupfern säubern, evtl. mit hautschützenden Salben (z.B. Dextromon ® = Glukosesalbe) eincremen.

Gewichtskontrollen des Neugeborenen, um die Stillmenge zu bestimmen (1–2 mal pro Woche). Nach der Geburt nimmt das Neugeborene ca. 10 % seines Geburtsgewichtes ab. Dieser Verlust wird jedoch innerhalb der ersten beiden Wochen schnell wieder aufgeholt.

13.3.4 Stillprobleme

Beim Stillen gibt es häufig kleine Probleme, denen man leicht abhelfen kann:

- Eingezogene Brustwarzen (Hohlwarzen): Massieren und Hervorziehen der Brustwarze. Eventuell Stillhütchen benutzen.
- Ist die Brustwarze wund, Stillzeit verkürzen, evtl. Stillhütchen benutzen, und die Brust sorgfältig pflegen (s.o.).
- Bei Milchstau die Brust gut leertrinken lassen, ggf. zusätzlich Brust ausstreichen, Wärmetherapie.

Abstillen

Bei starken Entzündungen der Brustwarze oder der Brust ist u.U. das Abstillen notwendig.

Primäres und sekundäres Abstillen.

Hat noch keine Milchsekretion stattgefunden, spricht man vom primären Abstillen. War die Milchsekretion schon in Gang gekommen, vom sekundären Abstillen.

Indikationen für **primäres Abstillen** sind Fehl- oder Totgeburten, Fehlbildungen oder große Operationen der Brust, HIV-Infektion oder massiver Nikotinabusus. Sekundär abgestillt wird bei Entzündungen der Brust und mütterlicher Medikamenteneinnahme während der Stillzeit.

Das **sekundäre Abstillen** ist meist problematischer und kann zur Abszeßbildung mit Mastitis puerperalis (☞ 9.2.2) führen.

Zum Abstillen wird ein Prolaktinhemmer (Bromocriptin = Pravidel ®) gegeben. Zusätzlich sollte ein straffer BH getragen oder die Brust hochgebunden werden und wenig getrunken werden.

Bei Trinkschwierig-keiten Milch abpumpen und mit der Flasche füttern.

Bei Trinkschwäche oder Fehlbildungen des Kindes wird die Milch abgepumpt und dem Kind im Fläschchen gegeben.

⁉ Übungsfragen

❶ Beschreiben Sie bitte die hormonellen Umstellungen im Wochenbett!

❷ Wie kommt es zur Rückbildung des Uterus, wie wird die Rückbildung kontrolliert, und welche Fundusstände sind normal?

❸ Was sind die Lochien und wie verändern sie sich während des Wochenbettes?

❹ Wann kommt es zu einer verzögerten Uterusrückbildung?

❺ Was ist das Wochenbettfieber?

❻ Warum ist im Wochenbett die Thrombose- und Emboliegefahr erhöht?

❼ Wie kommt es zur Milchbildung?

❽ Beschreiben Sie bitte die Zusammensetzung der Muttermilch!

❾ Beschreiben Sie bitte die Stilltechnik, wie können Stillprobleme behoben werden?

Stichwortverzeichnis

T

Die Graue Reihe
für den Endspurt:
umfassendes Prüfungswissen
für die Krankenpflege
in 11 Bänden

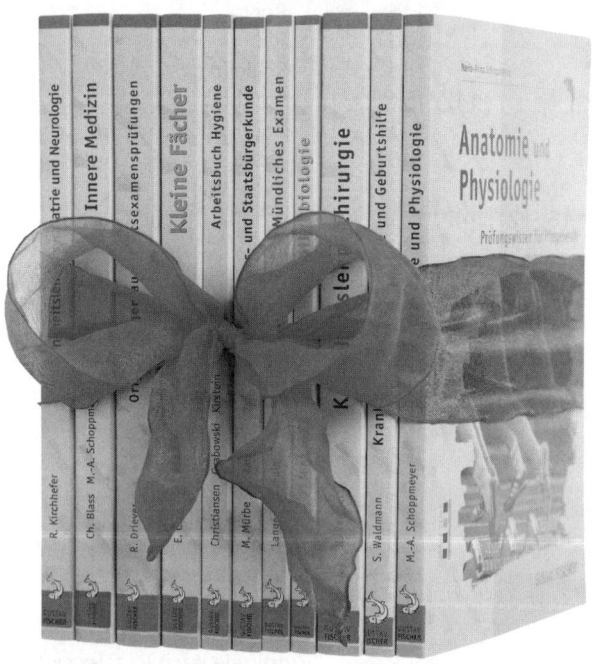

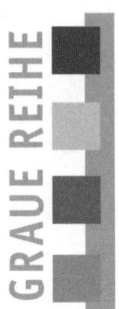

Gesetzes- und Staatsbürgerkunde
Originalfragen aus dem schriftl. Examen
Mündliches Examen
Krankheitslehre Chirurgie
Innere Medizin
Gynäkologie und Geburtshilfe
Psychiatrie und Neurologie
Anatomie und Physiologie
Arbeitsbuch Hygiene
Mikrobiologie
Kleine Fächer
(Anästhesie, Augenheilkunde, Dermatologie, HNO)

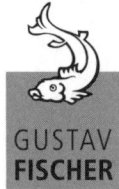

GUSTAV
FISCHER

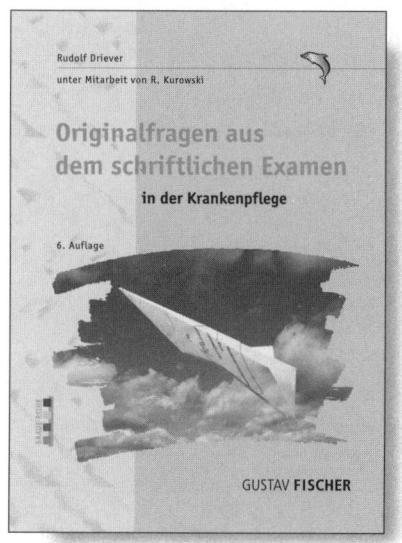
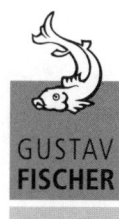